Durchblutung des Herzmuskels bei Angina pectoris wird durch körperliche Aktivität gefördert

Sport nach Infarkt bessert Herzleistung

Ärztezeitung

Dosierter Sport kann helfen, Stress abzubauen

Und nachts steht der Manager senkrecht im Bett

Neue Westfälische

Herz-Kreislauf-Erkrankungen – Rehabilitation und Prävention durch regelmäßige körperliche Aktivität

Wie Joggen und Radeln helfen, die Gefäße zu schützen

Ärztezeitung

Fit statt fertig

Die Deutsche Bibliothek – CIP-Einheitsaufnahme
Wienecke, Elmar:
Fit statt fertig : easyFit – das individuelle Bewegungsprogramm
gegen Stress und Infarkt / Elmar Wienecke - Bielefeld : LebensBaum Verl., 2000
(Gesund & vital)
ISBN 3-928430-26-2

1. Auflage, 2000

Postfach 101849, D-33518 Bielefeld
Tel. 0521/172875, Fax 0521/68771

Bearbeitung: Jutta Oppermann
Lektorat: Hans-Jürgen Zander, Bielefeld
Gestaltungskonzeption/Titel: Wilfried Klei
Layout/Satz: Wilfried Klei
Herstellung/Druck: Fuldaer Verlagsagentur

ISBN 3-928430-26-2

Elmar Wienecke

Fit statt fertig

easyFit

das individuelle Bewegungsprogramm gegen Stress und Infarkt

GESUND & VITAL
LEBENSBAUM VERLAG

Wichtiger Hinweis für die Leser

Der Autor hat bei der Erstellung dieses Buches alle Angaben mit Sorgfalt geprüft. Trotzdem sollte jeder Leser in eigener Verantwortung entscheiden, wie weit er bei den praktischen Übungen und Trainingsmethoden gehen kann, ohne sich zu überfordern.
Die Dosierungsvorschläge für Vitamine und Mineralstoffe erfolgen unter Vorbehalt, da es keine allgemein gültigen Regeln für die optimale Zufuhr von Mikronährstoffen gibt; die erforderliche Dosis hängt vom Zustand des Einzelnen und seinen Vorerkrankungen ab. Die angegebenen Mengen können aber nach derzeitigem medizinischem Kenntnisstand bedenkenlos eingenommen werden.
Verlag und Autor können aus verständlichen Gründen keinerlei Haftung für etwaige Schäden übernehmen, die aufgrund einer Überdosierung oder falschen Anwendung entstehen.

Der Autor lädt Sie ein, selbst Erfahrungen mit dem in diesem Buch vorgestellten Programm zu machen. Nutzen Sie die beiliegende Postkarte oder unsere Info-Line (0049)-(0)521 - 67175.
Ab Sommer 2000 können Sie uns auch via Internet besuchen, unsere Adresse: www.fitstattfertig.de

Dank

Besonderer Dank gilt meiner Frau Marion, ohne die dieses Buch nie entstanden wäre. Marion, du bist die Sonne in meinem Leben.

Ich danke meinem Partner Herrn Dr. Christian Schürmann, der seit unserer gemeinsamen Gründung von Saluto (Gesellschaft für Sport und Gesundheit) im Jahre 1994 mit mir das Fundament aufgebaut hat.

Ein herzliches Dankeschön den Herren Gerhard Weber und Udo Hardieck. Sie haben mit ihrem „Lebenswerk", dem Gerry-Weber-Stadion, dem Gerry-Weber-Sportpark und dem Sportparkhotel die Entwicklung von Saluto begleitet und uns in all den Jahren unterstützt. Wir freuen uns auf die Fortführung dieser erfolgreichen Zusammenarbeit.

Für die wissenschaftliche Begleitung danke ich Frau Prof. med. E. Zimmermann.

Dank gebührt auch meinem Verleger, Herrn Joachim Kamphausen, für dessen vielfältige Anregungen und Herrn Olaf Oberhofer für die kompetente zahnmedizinische Beratung zum Kapitel über Mundhygiene.

Dr. Elmar Wienecke

Zum Autor

Dr. Elmar Wienecke, Jahrgang 1960, ist Diplomsportlehrer und promovierter Sportwissenschaftler. Seine Doktorarbeit hat er an der Sporthochschule Köln im Fachbereich Sportmedizin/Kardiologie absolviert. Er besitzt seit 1989 die (Fußball-) Bundesliga-Trainerlizenz und hat Vereine der Amateur-Oberliga (heute Regionalliga) und der Zweiten Bundesliga trainiert. Seit 1992 betreut Elmar Wienecke Topathleten und Führungskräfte in Unternehmen.

Er ist geschäftsführender Gesellschafter der Saluto (Gesellschaft für Sport und Gesundheit) in Halle/Westfalen. Saluto ist heute der größte sportmedizinische Dienstleister Nordrhein-Westfalens in Sachen Fitness. Im Rahmen dieser Tätigkeit hat er zahlreiche Erfahrungen auf dem Gebiet der individuellen Belastungsanalyse gesammelt und daraus ein wirkungsvolles Bewegungsprogramm gegen Stress und Infarkt bei beruflich engagierten Menschen entwickelt.
Seine Erkenntnisse über das Trainings- und Ernährungsverhalten bei Spitzensportlern hat er bereits 1998 in dem Buch „Patient Bundesliga – mit gezieltem Training und richtiger Ernährung gegen extreme Leistungsschwankungen und das Verletzungschaos im Leistungssport“ niedergeschrieben.

Register

Vorwort

Führungskräfte und Unternehmer sind aufgrund ihres Tätigkeitsprofils und Tagesablaufs einem extremen Stressaufkommen, hohen körperlichen Anforderungen und psychischen Anspannungen ausgesetzt. Kann es da verwundern, dass Manager als Risikogruppe bei vielen Krankheiten – angefangen bei Schlaflosigkeit bis zu Herzinfarkten – an vorderer Stelle zu finden sind? Belastungen in der Arbeitswelt verlangen nach einem ausgeprägten Gesundheitsbewusstsein und einer angemessenen Lebensweise.

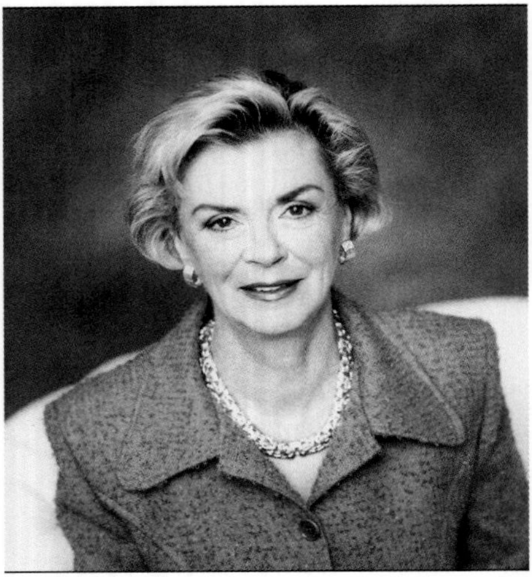

Manche Manager treiben zwar Sport, versuchen sich ausgewogen zu ernähren oder nutzen Anti-Stress-Programme, um Körper und Seele ins Gleichgewicht zu bringen. Aber geschieht das in der richtigen Form? Kann die zweistündige Trainingseinheit auf dem Tennis- oder Golfplatz den Stress einer 80-Stunden-Woche kompensieren? Reicht eine bewusste Ernährung am Wochenende aus, um falsches Ess- und Trinkverhalten unter der Woche auszugleichen? Wie kann man organisatorische Barrieren oder Berührungsängste abbauen, um Führungskräfte zu regelmäßigem Check-up zu animieren?

Es gibt Warnsignale, die Manager nachdenklich stimmen sollten. Die Bertelsmann Stiftung hat eine Screening-Aktion zur Ermittlung des Mikronährstoff-Status abgeschlossen, bei der über 40 Prozent der Teilnehmer Defizite u. a. bei Zink, Selen, Magnesium und Vitamin B aufwiesen – mit Folgen für Immunsystem, Belastbarkeit, Krankheitsanfälligkeit und Lebensqualität. Die Stiftung Deutsche Schlaganfall-Hilfe hat bei

Reihenuntersuchungen in Unternehmen ein beängstigendes Resultat festgestellt: Mehr als 25 Prozent der Personen waren aufgrund von Übergewicht und Bluthochdruck schlaganfallgefährdet, 1 Prozent sogar in lebensbedrohlichem Zustand.

Die Beispiele zeigen vielfältige Versäumnisse und Wissenslücken im Umgang mit der eigenen Gesundheit. Führungskräfte müssen Verantwortung für Wohlbefinden und Lebensqualität übernehmen. Hierzu bedarf es der intensiven Information und Aufklärung über ein richtiges Gesundheitsverständnis und -programm. Denn gesundheitliche Probleme wirken sich nicht nur auf Leistungsvermögen, Motivation und Identifikation bei der Arbeit aus. Der krankheitsbedingte Ausfall einer Führungskraft kann gravierende Kontinuitätsprobleme in Unternehmen aufwerfen.

Aus eigener Erfahrung weiß ich, wie wichtig ausgewogene Ernährung, richtige Lebenseinstellung, ausreichende Energiereserven und ein angemessenes Bewegungstraining für die Qualität am Arbeitsplatz, Ausdauer im Beruf und persönliches Wohlbefinden sind. Das Buch „Fit statt fertig“ bietet Führungskräften einen umfassenden Ansatz für ein individuelles Gesundheitsprogramm. Nicht nur beim Lesen des Buches, sondern auch bei der praktischen Umsetzung der Ratschläge wünsche ich viel Freude und persönlichen Erfolg!

Liz Mohn
Mitglied des Beirates der Bertelsmann Stiftung
und Präsidentin der Stiftung Deutsche Schlaganfall-Hilfe,
Gütersloh

Einführung

Die Dosis macht's!

Das vorliegende Buch ist ein Plädoyer für die dosierte Bewegung. Beruflich Gestresste erfahren, wie viel Gewinn ein ausgewogenes, nicht erschöpfendes Training bringen kann, wie leicht Leistungsreserven in jedem Menschen aufgebaut und effektiv genutzt werden können.[1] Die Sieger sind neben Muskeln und Gelenken das Immunsystem, Herz und Kreislauf, die Nerven und damit der ganze Körper. Wer die Trainingsprogramme anwendet, wird innerhalb kurzer Zeit erleben, wie er ohne Anstrengung fit sein und Stress-Situationen spielend bewältigen kann. Denn nur in einem gesunden Körper steckt ein reger, den Anforderungen der heutigen Zeit gewachsener und flexibler Geist.

Gesundheit ist (m)essbar

Individuelles, dosiertes Training ist ein wichtiger Schritt in Richtung Leistungsfähigkeit und Lebensqualität, eine ausgewogene Ernährung ist ein weiterer. Berufstätige, die auf der Karriereleiter ganz hoch hinauf wollen, erfahren in diesem Buch beispielsweise, wie sie sich auch dank richtiger Ernährungsweise oben halten und ob Nahrungsergänzungsmittel für das Wohlbefinden tatsächlich so gut sind wie ihr Ruf. Punkt drei auf dem Weg zu mehr Leistung und Gesundheit ist die Mundhygiene: Lesen Sie, warum saubere Zähne das Herzinfarkt- und Schlaganfallrisiko senken können.

Der Informationsbedarf ist da, denn kaum jemand weiß, dass der flüchtige Blick auf unsere vordergründig satte Gesellschaft trügt: Zitate wie „An vollen Töpfen verhungern“[2], „Unsere Ernährung leidet an galoppierender Schwindsucht“[3], „Gesundheit nicht mehr essbar“[4] oder „Unsere Ernährung deckt nicht mehr den Vitaminbedarf“[5] deuten an, dass es große Defizite hinsichtlich unserer Nahrungsaufnahme gibt.

1 Die Trainingsprogramme, die in diesem Buch vorgestellt werden, basieren auf Untersuchungsergebnissen der Saluto GmbH, Halle/Westf.
2 Siehe *Berner*
3 Siehe *Berner*
4 Siehe *Kuklinski, van Lunterern*
5 Auszug aus der „Welt am Sonntag“ vom 24. Juli 1997

Selbsteinschätzung – der Eindruck trügt

Innerhalb von fünf Jahren haben die Saluto GmbH (Gesellschaft für Sport und Gesundheit) im Gerry Weber Sportpark in Halle/Westfalen und der Arbeitsbereich Sportmedizin der Universität Bielefeld fast 6000 Menschen aus unterschiedlichen Berufen hinsichtlich ihrer sportlichen Betätigung unter die Lupe genommen. Das Ergebnis: Zwischen der individuellen Einschätzung in Bezug auf die Leistungsfähigkeit und der aus medizinischer Sichtweise optimalen Belastbarkeit liegen Welten. Die fast einhellige Maxime der Testpersonen lautete: „Je anstrengender und erschöpfender, desto gesünder und besser!" Ein Irrglaube, der fatale Auswirkungen auf die Gesundheit haben kann.

Intensiver Sport – Stress am Feierabend

Eine Untersuchung an 80 beruflich sehr engagierten Personen im Alter zwischen 35 und 55 Jahren spiegelt das Denken in Extremen wider: 51 Prozent der Manager spielten wettkampfmäßig zwei- bis dreimal in der Woche Fußball, Tennis etc. Ihr Motto: „Viel hilft viel." 35 Prozent waren vom Gegenteil überzeugt. Sie lebten nach der Devise Winston Churchills „No Sports" und wollten in der Freizeit ihren Körper einfach „baumeln" lassen. Das Ziel der sportlich aktiven Menschen war es, die am Tag verbrauchte mentale Stärke mit einer großen Belastung des Körpers am Feierabend wieder aufzubauen. Allerdings ist bei diesen „Wettkampftypen" das Gegenteil der Fall: Der Stress setzt sich nach der Arbeit fort. Langfristig gesehen bleiben Gesundheit und Wohlbefinden bei beiden Parteien, den Inaktiven und den allzu Aktiven, auf der Strecke.

Denn: Laut einer dpa-Meldung vom November 1998 müssen sich 65 Prozent der beruflich und sportlich aktiven Manager im Alter von 40 bis 55 Jahren einer Herzoperation unterziehen. Auch die Untätigen kommen nicht besser weg: In den USA erhobene Daten aus dem Jahre 1997 belegen, dass 73 Prozent unter den inaktiven Managern ebenfalls Herz-Kreislauf-Erkrankungen aufweisen.

Auf zu neuen Ufern – der Weg ist ein Kinderspiel

Wer krampfhaft nach Leistung strebt, der wird krank – wer untätig im Sessel hockt, wird es ebenfalls. Nur Sport in Maßen, abgestimmt auf die Bedürfnisse des Einzelnen, kann ein wirksames Ventil für engagierte Berufstätige sein. Der Weg ist ein Kinderspiel für diejenigen, die sich trauen, den Ballast alter Denkstrukturen – ohne „Schweiß" kein Preis – abzuwerfen und die Herausforderung annehmen, zu neuen Ufern zu schwimmen. Denn gerade Menschen in Führungspositionen identifizieren sich allzu schnell mit dem alten Bild des bedingungslos kämpfenden und siegreichen Sportlers; moderates körperliches Training nach individuellen Bedürfnissen schreckt sie ab.

Der Chef als Mittelstürmer – das Unternehmen als Mannschaft

Training, Teamgeist, Wettbewerb, Sieg und Niederlage: Sprachlich hat der Sport längst in die Welt der Wirtschaft Einzug gehalten. Eine Veranstaltung des Bildungswerkes der Ostwestfälischen Wirtschaft zum Thema „Siegen lernen – das Unternehmen als Mannschaft" brachte es auf den Punkt. „Wirtschaft entdeckt im Sport Ansätze für Unternehmenskonzepte – der Chef als Mittelstürmer"[6] lautete das Resümee der Zusammenkunft. Im Trend liegt das Unternehmen, welches die sportliche Aktivität seiner Mitarbeiter und ihr Streben nach Fitness und Wohlbefinden unterstützt. Das Ziel heißt: Führungskräfte fordern die sportliche Betätigung nicht nur von ihren Angestellten, sondern gehen mit gutem Beispiel voran. Der Wille ist da, an der Ausführung hapert es allerdings noch.

Stress im Alltag bewältigen

Es wäre vermessen zu behaupten, Stress sei ein Privileg der Führungskräfte. Auch Studenten, Angestellte, Hausfrauen und -männer sind Chefs in ihrem Reich, haben das Chaos im

[6] Schlagzeile in der Tageszeitung „Neue Westfälische" vom November 1995

Alltag zu verwalten und so manches zu organisieren, was ihnen über den Kopf wächst. Wer möchte schon gern mit einem Klempner tauschen, der sich ein bisschen Luxus mit einem schlecht bezahlten, zeitintensiven Nebenjob erkauft? Und wer denkt an die allein erziehende Mutter, die eine Abendschule besucht, bis tief in die Nacht über dem Schreibtisch hockt und Algebra paukt – mit einem schreienden Kind auf dem Arm? Selbst Senioren haben mittlerweile fast rund um die Uhr Programm.

Das vorliegende Werk richtet sich daher nicht allein an die gestressten Topmanager und Führungskräfte. Von den Trainingsprogrammen profitieren alle Menschen, die ihren Alltag gelassener angehen und mit wenig Anstrengung möglichst viel in Bewegung setzen wollen.

Ich wünsche Ihnen viel Spaß beim Lesen und bei Ihrem Weg zu einem harmonischen, erfolgreichen und erfüllten Leben! Es ist nie zu spät! Fangen Sie an! Vielleicht zählen Sie schon morgen zu denjenigen, die über ihre Sorgen von gestern nur noch lächeln.

Dr. Elmar Wienecke
Herford, im Januar 2000

Kurze Gebrauchsanleitung für ein gesundes und aktives Leben

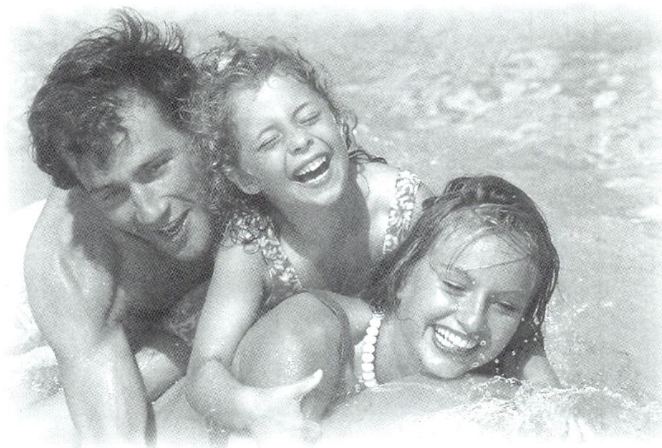

- Schnelldurchlauf: Was finden Sie wo?
- Selbsttest: Wie fit sind Sie?

1 Kurze Gebrauchsanleitung für ein gesundes und aktives Leben

Gestresste Menschen haben bekanntlich wenig Zeit. Wenn Sie dazugehören, aber trotzdem wissen wollen, wie Sie mit Hilfe dieses Buches Ihre Leistungsreserven mobilisieren, Probleme gelassener angehen und Konflikte schneller und überzeugender lösen können, lesen Sie den folgenden „Schnelldurchlauf". Schlagen Sie anschließend lediglich das Kapitel auf, welches Sie wirklich interessiert.

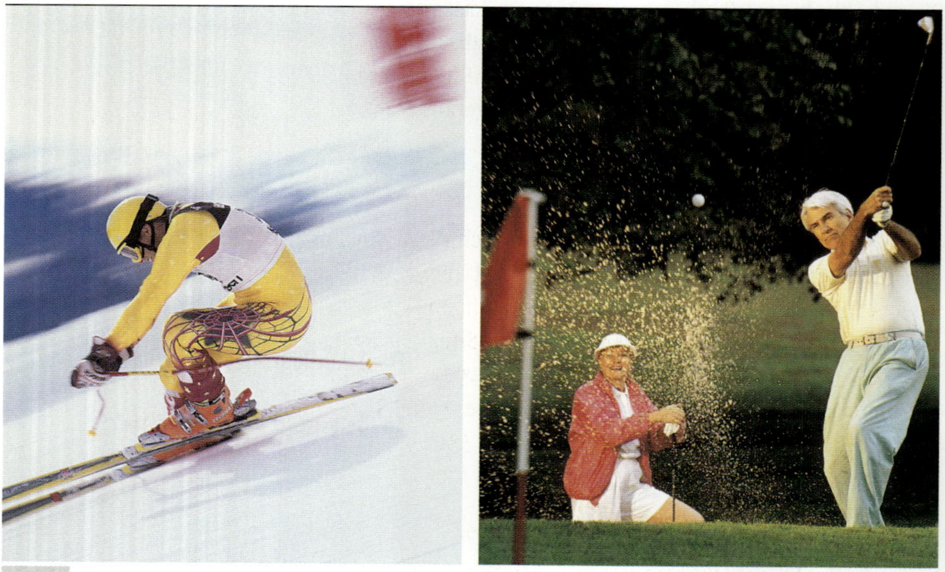

1.1a/b *Immer nur Vollgas zu fahren, das schadet der Gesundheit. Die Art und Intensität der Bewegung sollten den körperlichen Voraussetzungen angepasst sein und darf ruhig Spaß machen.*

Auf die Dosis kommt es an

Viel hilft viel, besagt eine Volksweisheit. Leider handelt es sich hierbei um einen weit verbreiteten Irrglauben. Wenn Sie Ihrem Körper tatsächlich etwas Gutes tun wollen, sollten Sie mit ihm haushalten. Bereits Hippokrates, ein berühmter griechischer Arzt der Antike, wusste: „Der sicherste Weg zur Gesundheit ist es, jedem Menschen möglichst genau die erforderliche Dosis an Nahrung und Belastung zu verordnen, nicht zu viel und nicht zu wenig.“ ▶ Kapitel 2.1

Bewegungscocktail und Belastungscheck

Ausdauersportarten wie Schwimmen oder Rad fahren sind besonders geeignet, wenn Sie körperlich fit und geistig leistungsfähig sein wollen. Trotz der vielfältigen Anforderungen des Alltags auch noch gelassen zu bleiben, das ist eine Kunst, die Sie mit Hilfe dieses Buches lernen können. Lassen Sie sich einmal gründlich „durchchecken“, Ihre Belastbarkeit ermitteln und beginnen Sie damit, Ihr Leben mit Hilfe eines speziell für Sie gemixten Bewegungscocktails zu verändern.
▶ Kapitel 2.2.2/3/3.8

Zum Teufel mit den Endorphinen

Nach dem anstrengenden Tennismatch, dem schweißtreibenden Waldlauf, Fußball- oder Badminton-Spiel „bis zum Abwinken“ fühlen Sie sich zwar erschöpft, jedoch irgendwie auch großartig. Die Wahrheit: Ihr Körper ist mit der Situation völlig überfordert Sie merken allerdings kaum etwas davon, denn die Endorphine, so genannte Glückshormone, gaukeln Ihnen lediglich vor, es ginge Ihnen fantastisch. Aber das böse Erwachen kommt bestimmt. ▶ Kapitel 2.1.1

Intensiver Sport ist kein Kalorienkiller

Wer sich körperlich völlig verausgabt, der hat einen optimalen Kalorienverbrauch – so lautet die landläufige Meinung. Das Gegenteil ist richtiger: Gerade Fett wird bei besonders intensiven Belastungen nur eingeschränkt verwertet. „Ohne großes Schnaufen“ erreichen Sie schneller Ihr Traumgewicht.
▶ Kapitel 4.3.1

Sich als 60-Jähriger wie 25 fühlen

Es ist ganz einfach: Nehmen Sie sich an drei bis vier Tagen pro Woche jeweils 30 bis 40 Minuten Zeit, trainieren Sie nach einem für Sie maßgeschneiderten Bewegungsprogramm, und Sie werden sich schon bald wie neu geboren fühlen. Ohne große körperliche Anstrengung können 60-Jährige auf diese Art und Weise die Belastbarkeit eines untrainierten 25-Jährigen erreichen. ► **Kapitel 2.2.4**

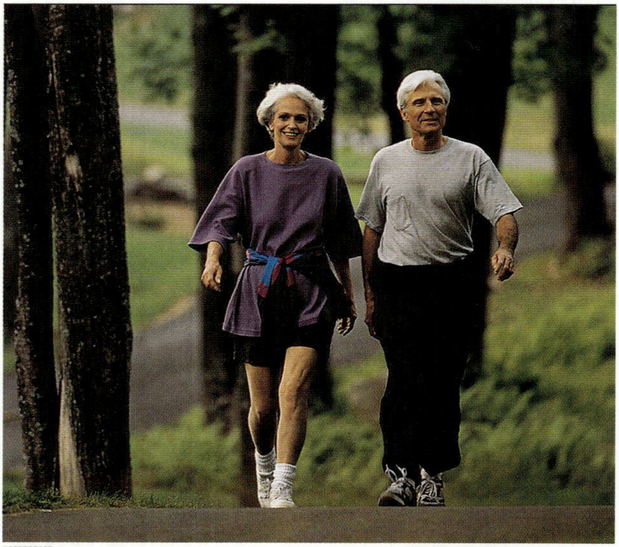

1.2 *Das Ziel – auch mit 66 Jahren noch voll Tatkraft und Schwung*

Bewegung in der Mittagspause

Gesundheit gibt's nirgendwo zum Nulltarif. Sie müssen schon bereit sein, ein bisschen Energie zu investieren. Trotzdem haben Sie die Chance, es sich so einfach wie möglich zu machen. Ein Lauf- oder Gehtraining können Sie zum Beispiel zeitsparend in der Mittagspause „unterbringen" und dabei Ihre Belastbarkeit mit einem handlichen Messgerät für Herzfrequenzen an jedem Ort zu jeder Zeit testen. ► **Kapitel 3.5.1**

In der Ruhe liegt die Kraft

Wer ständig auf „180" ist und seine Grenzen nicht respektiert, der darf sich nicht wundern, wenn der Körper eines Tages die Notbremse zieht. Sie haben die Wahl zwischen dem Zustand ständiger Unruhe, optimaler Konzentrationsfähigkeit oder größtmöglicher Entspannung. Bringen Sie Ihre Psyche auf den Prüfstand, bevor Ihre Nerven verrückt spielen.

► **Kapitel 3.1/4.1**

Den Viren den Kampf ansagen

„Hochleistungssportler weisen das Immunsystem eines Aids-Patienten auf", „Millionen Hobbysportler gefährden ihre Gesundheit" – so und ähnlich lauten die Schlagzeilen der Zeitungen. Nicht immer hat die Sensationsgier dabei die Feder geführt. Denn: Körperliche Bewegung in Maßen stärkt die Abwehr; Stress und Spitzensport bewirken das Gegenteil. Sie kennen das: Zwei Wochen Programm ohne Pause – und schon ist die Erkältung da. ▶ **Kapitel 4.2**

Viele Menschen leiden an Vitaminmangel

Wissenschaftler warnen schon seit langem: Zwei Drittel der Deutschen sind unterversorgt. Ihnen fehlt es an Vitaminen und Mineralstoffen. Schuld daran ist neben der Fast-Food-Lebensweise und den Umweltgiften vor allem der in den vergangenen Jahren dramatisch gesunkene Gehalt an Mikronährstoffen in unseren Lebensmitteln. Traurig, aber wahr: Tiefkühlkost ist heutzutage häufig die bessere Alternative.

▶ **Kapitel 5.1/5.2/5.3**

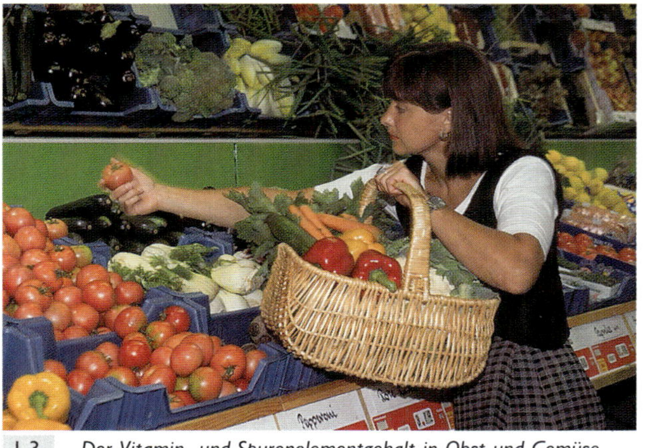

1.3 *Der Vitamin- und Spurenelementgehalt in Obst und Gemüse ist in den vergangenen Jahren dramatisch gesunken.*

Ein Nobelpreisträger lässt grüßen

Vitamine, Mineralstoffe, Amino- und Fettsäuren sind lebensnotwendig. Das ist bekannt. Die Vertreter der Orthomolekularen Medizin setzen sie in besonders hohen Dosen ein, um damit Krankheiten vorzubeugen und Beschwerden zu lindern. Der berühmteste Anhänger und Begründer der Orthomolekularen Medizin heißt Linus Pauling, zweifacher amerikanischer Nobelpreisträger (1901-1995). ▶ **Kapitel 5.2/5.3**

Unterversorgung zu spät diagnostiziert

Ein Mangel an Nährstoffen schlägt sich zunächst in den Zellen unseres Körpers nieder. Bei routinemäßigen Blutuntersuchungen werden diese winzigen Lebensbausteine jedoch nicht in Augenschein genommen. Stattdessen finden Untersuchungen des Blutserums statt, mit denen sich jedoch Defizite an Vitaminen und Spurenelementen erst sehr spät nachweisen lassen. ▶ Kapitel 5.2.3

Achtung, Stress „frisst" Nährstoffe

Wer ständig unter „Strom" steht, der braucht besonders viele Nährstoffe. Um den täglichen Bedarf zu decken, sind enorme Mengen notwendig. Die Tagesdosis an Vitamin C ist zum Beispiel in zehn Kiwis enthalten, und wer genügend Vitamin E zu sich nehmen will, der muss innerhalb von 24 Stunden ein Kilogramm Erdnüsse verspeisen. ▶ Kapitel 5.3

Das Märchen vom Cholesterin

Cholesterin steht längst nicht mehr in dem Ruf, Risikofaktor Nummer eins zu sein, wenn es um Gefäßerkrankungen geht. Andere Stoffe haben ihm auf diesem Gebiet mittlerweile den „Rang" abgelaufen. Im Gegenteil: Das „gute" Cholesterin ist für den Körper sogar unentbehrlich. Essen Sie morgens also beruhigt Ihr Frühstücksei! ▶ Kapitel 5.4

Lebenselixier Wasser

Wasser ist Leben. Wer nicht genügend Flüssigkeit zu sich nimmt, kann sich zum Beispiel schlecht konzentrieren. Wenn der Körper den Wasserverlust „meldet", ist es allerdings meist schon zu spät. 95 Prozent aller Menschen unterschätzen die Gefahr und trinken zu wenig. Zur Information: Der Flüssigkeitsbedarf eines Erwachsenen liegt im Normalfall bei 2 bis 2,5 Litern pro Tag. ▶ Kapitel 5.5

Mund gut – alles gut

Mangelnde Mundhygiene kann das Risiko für Herzinfarkte, Schlaganfälle und Frühgeburten deutlich erhöhen. Vor diesem Hintergrund ist es besonders erschreckend, dass 85 Prozent aller Menschen mehr Plaqueablagerungen im Mund haben als ihrer Gesundheit zuträglich ist. Regelmäßiges Zähneputzen allein reicht nicht aus, um diesen beklagenswerten Zustand zu ändern.

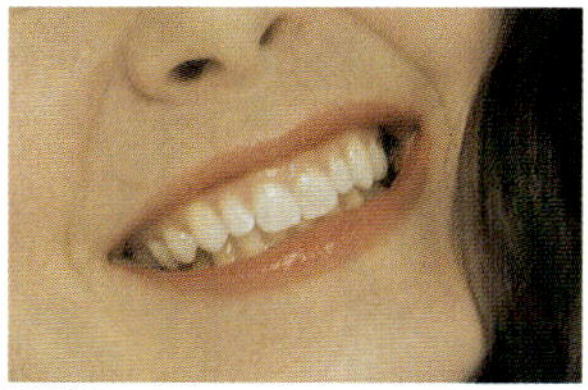

1.4 *Das gesundheitliche Risiko mangelnder Mundhygiene wird oft unterschätzt.*

▶ **Kapitel 6**

1.1 Topfit oder total erschöpft – testen Sie sich selbst

An dieser Stelle können Sie selbst testen, ob Ihre Psyche fit ist, Sie den Herausforderungen des täglichen Lebens gewachsen sind oder ob Sie zu den Personen gehören, die sich meist zu viel zumuten, sich deshalb ständig am Rande der Erschöpfung und häufig überfordert fühlen. Wie sieht es mit Ihrem körperlichen Allgemeinbefinden aus? Ernähren Sie sich ausgewogen, bewegen Sie sich regelmäßig? All das entscheidet darüber, wie gut Sie Stress „wegstecken" können und ob Sie auch morgen noch gesund und munter sind.

Und so gehen Sie vor: Lesen Sie die Testfragen in Ruhe durch. Beantworten Sie sie dann so ehrlich wie Sie können. Kreuzen Sie die zutreffende Antwort an und notieren Sie zum Schluss die Anzahl der Antworten, die Sie mit Ja beantwortet haben. Wie fit oder erschöpft Sie sind, richtet sich danach, wie viele Ja-Stimmen Sie abgegeben haben. In welche Kategorie Sie fallen, erfahren Sie im Anschluss an die Testfragen.

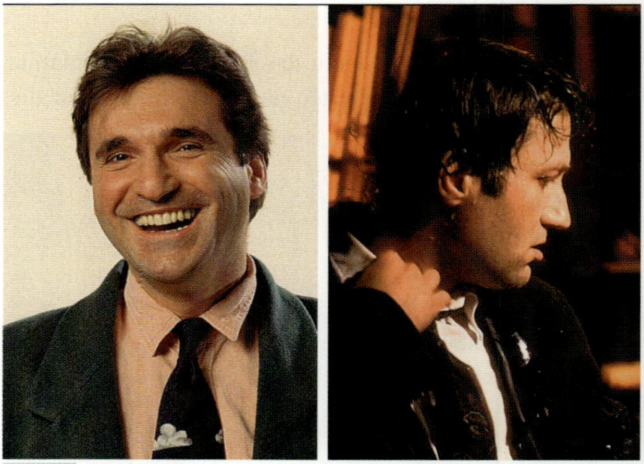

1.5 a/b *Wie sieht Ihre Psyche aus? Gehören Sie zu denjenigen, die Stress gut „wegstecken“ können und immer ein Lächeln auf den Lippen haben, oder fühlen Sie sich oft gereizt und überfordert?*

SELBSTTEST

1 Haben Sie viel Stress am Arbeitsplatz oder privat? ja nein

2 Leiden Sie unter Zukunftsängsten? ja nein

3 Sind Sie ein Morgenmuffel? ja nein

4 Schlafen Sie nachts schnell ein? ja nein

5 Werden Sie in der Nacht häufig wach? ja nein

6 Fühlen Sie sich nicht erholt, obwohl Sie mehr als 9 Stunden geschlafen haben? ja nein

7 Reagieren Sie in Konfliktsituationen cholerisch oder aggressiv? ja nein

8 Sind Sie häufig gereizt, obwohl Sie sich ständig vornehmen, es nicht zu sein? ja nein

9 Fühlen Sie sich abends häufig müde und erschöpft? ja nein

10 Können Sie nach einem stressigen Arbeitstag schlecht abschalten? ja nein

11 Sind Ihnen in Ihrer Familie genetische Veranlagungen bekannt, die auf ein erhöhtes Krankheitsrisiko (Herzinfarkt, Krebs) hindeuten? ja nein

12 Rauchen Sie? ja nein

13 Trinken Sie viel Kaffee oder schwarzen Tee? ja nein

14 Trinken Sie regelmäßig (täglich) geringe Mengen Bier oder Wein? ja nein

15 Gehören Sie zu denen, die es ständig versäumen, 2,5 Liter Flüssigkeit über den Tag zu trinken? ja nein

16 Holen Sie Ihren Flüssigkeitsbedarf, den Sie tagsüber auszugleichen versäumt haben, erst in den Abendstunden nach? ja nein

17 Trinken Sie erst, wenn Sie Durst haben? ja nein

18 Gehen Sie selten spazieren? ja nein

19 Gehören Sie zu den Menschen, die auch im Urlaub ständig etwas tun müssen? ja nein

20 Sind Sie im Urlaub selten sportlich aktiv? ja nein

21 Liegen Sie nach einem stressigen Arbeitstag abends lieber „auf der faulen Haut“, anstatt sich sportlich zu betätigen? ja nein

22 „Powern“ Sie sich bei sportlichen Aktivitäten so richtig aus? ja nein

23 Üben Sie überwiegend eine sitzende Tätigkeit aus? ja nein

24 Sind Sie nach dem Treppensteigen schnell aus der Puste? ja nein

25 Essen Sie weniger als zweimal pro Woche Fisch? ja nein

26 Essen Sie fast täglich Fleisch? ja nein

27 Essen Sie weniger als die von Ernährungswissenschaftlern geforderten 600 bis 800 g frisches Gemüse pro Tag? ja nein

28 Ergänzen Sie Ihre Ernährung nicht durch regelmäßige Zufuhr von Nahrungsergänzungsmitteln? ja nein

29 Haben Sie tagsüber mehrere Phasen, in denen Ihre Konzentrationsfähigkeit nachlässt? ja nein

30 Sind Sie häufiger erkältet? ja nein

31 Ist Ihnen aufgefallen, dass Sie vor allem kurze Zeit nach beruflichen oder privaten Stresssituationen leichte Infekte haben? ja nein

32 Hängt Ihre Tagesverfassung vom Wetter ab? ja nein

33 Leiden Sie unter allergischen Reaktionen? ja nein

34 Neigen Sie zu Wadenkrämpfen? ja nein

35 Sind Sie häufig sehr blass? ja nein

36 Leiden Sie unter erhöhtem Blutdruck, vor allem des unteren Wertes? ja nein

37 Sind Sie im Nacken oder Kreuz häufig verspannt? ja nein

38 Gehört das Zähneputzen bei Ihnen zur lästigen Pflicht, mit der Sie es nicht immer so genau nehmen? ja nein

39 Gehören Sie zu den Menschen, welche Zahnseide nicht täglich anwenden? ja nein

40 Vermeiden Sie es, sich regelmäßig auf Herz und Nieren prüfen zu lassen? ja nein

Auswertung

Kategorie: topfit
(1 bis 10 Fragen mit Ja beantwortet)
Herzlichen Glückwunsch! Sie gehören zu den wenigen Menschen, die gut mit dem täglichen Stress und verantwortlich mit ihrem Körper umgehen können. Wenn Sie sich hin und wieder körperlich moderat bewegen und die Trink- sowie Ernährungsregeln beherzigen, die in diesem Buch vorgestellt werden, haben Sie beste Aussichten, bis ins hohe Alter fit und leistungsfähig zu bleiben.

Kategorie: mäßig fit
(11 bis 20 Fragen mit Ja beantwortet)
Der Stress ist auf dem besten Wege, sich seinen Platz dauerhaft in Ihrem Leben zu sichern. Lassen Sie es nicht soweit kommen! Überlegen Sie, wie Sie Ihren täglichen Arbeitsablauf anders gestalten können. Planen Sie Ihren Tag so, dass Sie sich möglichst wenig mit nervenzehrenden Kleinigkeiten abgeben und mehr Zeit für sich selbst nehmen. Steigern Sie Ihre Abwehrkräfte, indem Sie sich gesund ernähren und suchen Sie sich eine ausgleichende Tätigkeit für den Abend – zum Beispiel ein leichtes Lauf- oder Gehtraining. Denn Sie sollten dringend etwas tun, damit Ihr Körper in Schwung bleibt, ohne dass Sie die Grenzen der Belastbarkeit ständig überschreiten. Achtung: Urlaub alleine reicht nicht aus, um sich zu regenerieren.

Kategorie: häufig erschöpft
(21 bis 30 Fragen mit Ja beantwortet)
Sie müssen dringend etwas an Ihrem Verhalten ändern, wenn Sie Ihre Gesundheit nicht dauerhaft massiv gefährden wollen. Ihr Immunsystem ist schon jetzt enorm in Anspruch genommen. Für Sie ist das moderate Bewegungsprogramm daher genau der richtige Weg. Denn ein maßvolles Lauf-, Geh- oder Fahrradtraining beispielsweise hilft Stress abzubauen und

aufgrund der nötigen „Bettschwere" zu entspannen, um am nächsten Tag wieder ausgeruht und leistungsbereit zu sein. Unterziehen Sie sich unbedingt einer Belastungsanalyse, lassen sie dabei Psyche, Immunsystem, Herz und Kreislauf einmal gründlich untersuchen und entscheiden Sie dann, ob es nicht an der Zeit ist, gewohnte Pfade zu verlassen, um ohne großen Aufwand erfolgreich und fit zu sein.

Kategorie: total erschöpft
(31 bis 40 Fragen mit Ja beantwortet)
Wenn Sie so weiterleben wie bisher, laufen Sie Gefahr, dass Ihr Körper auf der Strecke bleibt. Unternehmen Sie etwas, bevor dies geschieht! Sie behandeln Ihren Körper wie eine Hochleistungsmaschine – die allerdings bedarf einer umsichtigen Pflege, wenn sie auch morgen noch reibungslos funktionieren soll. Was können Sie tun, um Ihr Allgemeinbefinden zu stärken und wieder mit viel Energie und Lust in jeden neuen Tag zu starten? Lassen Sie Ihren Organismus zunächst auf Herz und Nieren prüfen – zum Beispiel im Rahmen einer Belastungsanalyse. Ein moderates Bewegungsprogramm kann anschließend helfen, Aggressionen abzubauen sowie Ihr angeschlagenes Herz-Kreislauf- und Abwehrsystem in Schwung zu bringen. Auch Entspannungstechniken wie Autogenes Training sind heilsam. Und bedenken Sie: Nur wenn Sie sich richtig ernähren, können Sie auf Dauer die volle Leistung bringen. Haben Sie wenig Zeit und stehen Sie ständig physisch und psychisch unter Druck, dann sollten Sie dem Körper die fehlenden Substanzen unbedingt in Form von Nahrungsergänzungsmitteln zuführen.

2 Maximale Leistung – minimaler Aufwand

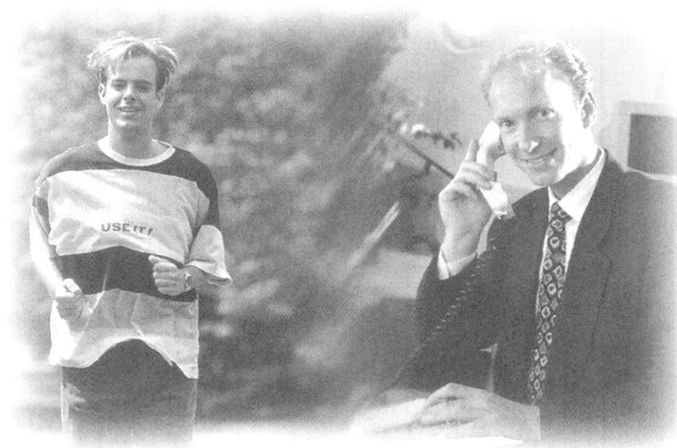

- Risikofaktor Stress
- Nachteile des Leistungssports
- Dosierte Bewegung beeinflusst Körper und Geist
- Trainingsprogramm gegen Stress und Infarkt
- Es ist nie zu spät: Auch im Alter noch fit

2 Maximale Leistung – minimaler Aufwand

■ *Und nachts steht der Manager senkrecht im Bett*

Zur Ruhe kommt Matthias Z.[1] schon lange nicht mehr. Im Beruf steht der 44-jährige Manager eines mittelständischen Unternehmens pausenlos unter Druck. Der Zwölf-Stunden-Tag ist die Regel, und dreimal pro Woche spielt er Tennis. „Intensiv natürlich und als Ausgleich zum täglichen Stress", sagt er. Der Sport gebe ihm das Gefühl, etwas Positives für seinen Körper zu tun. Im Anschluss an das Match sitzt er noch eine Stunde mit seinen Spielpartnern in lockerer und gemütlicher Atmosphäre bei einem Bier zusammen.

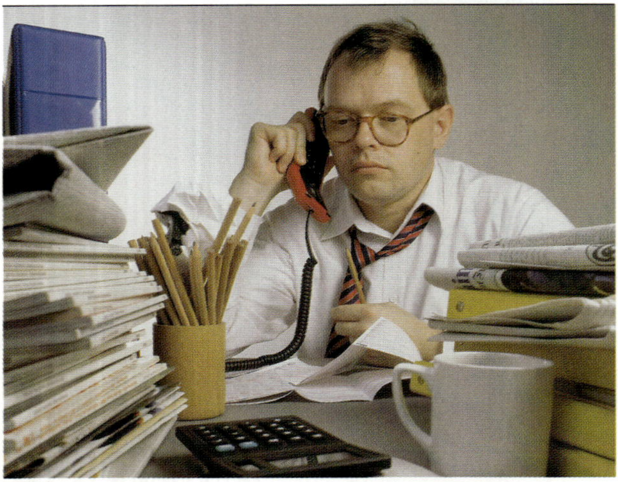

2.1 Stress macht krank, denn Körper und Geist sind in ständiger Alarmbereitschaft.

Völlig erschöpft fällt Matthias Z. nach Mitternacht ins Bett und kann nicht einschlafen, obwohl er „hundemüde" ist. Am nächsten Morgen wird er sich wie gewohnt völlig zerschlagen fühlen. Immer häufiger beschleicht ihn nachts die Angst, er könne den Anforderungen des kommenden Tages nicht gewachsen sein. Wie lange noch kann er mit diesen Selbstzweifeln und der ständigen Unruhe leben, ohne dass seine Gesundheit Schaden nimmt?

Seine Hoffnung setzt der Manager jetzt auf ein Bewegungsprogramm, von dem er aus der Zeitung erfahren hat. Es wird „maßgeschneidert", es soll weder über-, noch unterfordern und Körper und Geist auf die Sprünge helfen.

[1] Die Namen bei allen Fallbeispielen dieses Buches wurden geändert.

Seine pessimistische Grundhaltung und Unkonzentriertheit werden mit der Zeit schwinden, seine Leistungsfähigkeit und gute Laune steigen...

Schlaflose Nächte spiegeln die derzeitige psychische Verfassung des 44-jährigen Managers Matthias Z. wider. Vor allem nach einem völlig erschöpfenden Tennismatch wälzt er sich im Bett hin und her. Denn seine körperlichen Voraussetzungen sind für dieses kräftezehrende Spiel gänzlich unzureichend. Stellen Sie sich den Motor eines Kleinwagens vor und fahren Sie diesen wie einen Porsche immer „Vollgas". Er wird wahrscheinlich schon nach kurzer Zeit mit Motorschaden stehen bleiben.

Matthias Z. ist kein Einzelfall. Viele beruflich stark engagierte Menschen sind häufig gereizt und fühlen sich ausgelaugt. Sie suchen den Ausgleich und die Selbstbestätigung in der extremen körperlichen Anstrengung. Erkranken sie trotz Aktivität – erleiden sie zum Beispiel einen Herzinfarkt oder müssen sich einer Bypassoperation unterziehen –, sind sie meist überrascht. „Weltuntergangsstimmung" macht sich breit, von Lebenslust und Lebensqualität fehlt plötzlich jede Spur. Glaubten sie doch, mit der sportlichen Betätigung einen enorm wichtigen Schritt in Richtung Ausgeglichenheit und Gesundheit getan zu haben. Weit gefehlt, die Realität sieht anders aus.

90 Prozent aller Menschen

„bewegen sich falsch" – das bedeutet, dass sie beim Sport (wie im Beruf) einen übertriebenen Ehrgeiz an den Tag legen oder erst gar keinen Sport treiben (siehe Kapitel 2.2).

Die Lösung heißt, mit minimalem Aufwand und mit Muße die optimale Grundlage für ein erfolgreiches und entspanntes Leben zu schaffen – nach dem Motto: „in aller Ruhe das Fett wegstrampeln." Nur wer sich an seine ganz persönlichen Grenzen hält, zieht aus der körperlichen Aktivität Profit, bleibt gesund, blickt optimistisch in die Zukunft und wird von Tag zu Tag leistungsfähiger.

2.1 Stufe für Stufe zum Erfolg

■ ***Typischer Fall: wenig Zeit intensiv genutzt***

Andreas P.[2] *ist erfolgreicher Unternehmer und hat in der Regionalliga der Tennissenioren gespielt – bis drei Wochen vor seiner Herzbehandlung. Der Geschäftsmann musste sich einer Bypassoperation unterziehen und erhielt einen Aortenklappenersatz. Der 53-Jährige entschied sich auf Ratschlag von Prof. Körfer und Dr. Körtke, Herzchirurgie Bad Oeynhausen, für eine Anschlussheilbehandlung mit Bewegungsprogramm. Sein dringendster Wunsch: „In einem halben Jahr will ich unbedingt wieder Tennis spielen."*

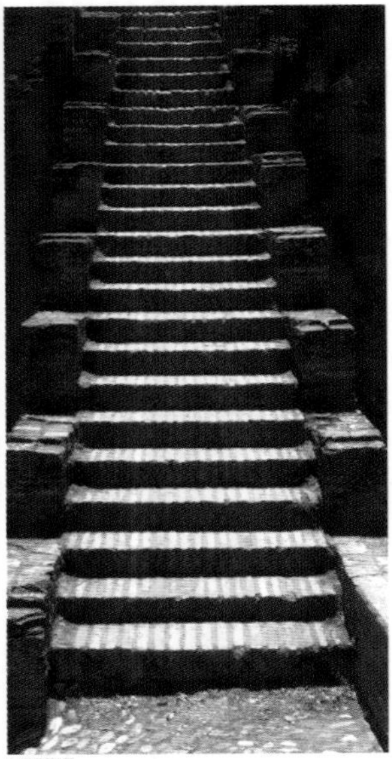

2.2 Die Leiter des Erfolges kann man nur Stufe für Stufe erklimmen.

Das Fallbeispiel ist charakteristisch für die heutige Lebenssituation vieler Menschen. Sie haben immer weniger Zeit und möchten diese möglichst intensiv nutzen. Genau hier liegt das Problem: Gesundheit ist nicht über Nacht zu haben und schon gar nicht zum Nulltarif.

Um die Leiter des Erfolges hinaufzuklettern, braucht der Mensch Geduld. Wer leistungsfähiger werden will, der muss ganz unten anfangen und eine solide Basis schaffen, bevor er sich Stufe für Stufe aufwärts bewegt. Denn für die intensive physische wie für die psychische Belastung gilt: Ein Übermaß an Anstrengung schadet dem Immun- und dem Herz-Kreislauf-System (siehe Kapitel 4). Außerdem drehen die Nerven bei außergewöhnlichen Belastungen erst so richtig auf: Die Betroffenen sind „gestresst", reagieren aggressiv und schlafen schlecht (siehe Kapitel 3.1/4.1).

Guter und schlechter Stress

Ohne Stress verkümmert der Mensch. Vor allem der „gute" Eu-Stress, der sich zum Beispiel in Form von Bauchkribbeln vor einem Rendezvous bemerkbar macht, ist wichtig für die natürliche „Spannkraft" des Körpers. Erst wenn die Belastung durch den schädlichen Dis-Stress (siehe Abbildung 2.3) zu groß wird, reagiert der Körper mit Alarm, Abwehr und

[2] Name geändert

schließlich mit Erschöpfung. Die Widerstandskraft sinkt und den Krankheiten stehen Tür und Tor offen. Mit der körperlichen Aktivität verhält es sich ähnlich: So wie ein Zuviel – und ein Zuwenig – an Sport schadet, können maßvoll betriebene Bewegungsformen wie Schwimmen, Laufen und Rad fahren, aber auch ein *moderates* Tennisspiel etc. dem Körper nutzen.

psychoemotional	Gefühle, Misserfolge und Überanstrengung beruflicher, familiärer, partnerschaftlicher Natur
physisch	Lärm, Telefon, Klima, Wetter
auf der Lebensweise beruhend	Lebensbedingungen, Krankheit, geistiger Zustand, Unzufriedenheit mit der Situation
durch die Lebenshygiene bedingt	übertriebene körperliche Aktivität, Schlafmangel, übermäßiger Tabak- und Alkoholgenuss, falsche Ernährung

2.3 *Die verschiedenen Formen von Dis-Stress und warum psychische Anspannung entsteht*

2.1.1 Stimmungshoch auf wackligem Boden

Nehmen Sie einmal an, Sie bauen ein Haus in einem morastigen Gelände, haben aber keine Kenntnis von der Beschaffenheit des Bodens. Sie finden Ihr neues Domizil schön und leben gerne darin. Sie ahnen nicht, wie hoch die Wahrscheinlichkeit ist, dass das Gebäude plötzlich einstürzt. Ähnlich geht es einem beruflich oder familiär äußerst angespannten Menschen, der sich zwei- bis dreimal pro Woche sportlich stark belastet, die körperlichen Grundlagen dafür jedoch nicht mitbringt. Hat er sich bei einem Waldlauf oder einem Match wieder einmal so richtig ausgetobt und verausgabt, mag er sich „pudelwohl" fühlen, aber die Gefahr eines Infarktes oder einer anderen Erkrankung ist groß. Denn der Körper spielt ihm das Stimmungshoch nur vor. Die Endorphine, so genannte „Glückshormone", sind an dieser Reaktion auf übermäßige Belastungen beteiligt. Sie „reden" dem Körper ein, es ginge ihm fantastisch. In einigen Fällen – bei einer Entbindung beispielsweise – sind die Endorphine eine segensreiche Einrichtung, da sie wie eine körpereigene Tablette Schmerzen lindern. Auf lange Sicht gesehen hat die permanente Produktion der Hormone jedoch unüberschaubare Folgen, weil sich

ENDORPHINE

sind vom Gehirn produzierte Opiate. Sie wirken schmerzlindernd und bescheren Menschen in extremen Situationen – beispielsweise nach einem Langstreckenlauf oder einem Bungee-Sprung – ein euphorisches Erlebnis.

der Mensch ständig an der Grenze der Belastbarkeit bewegt, ohne es zu merken.

Da die Natur körperliches Wohlbefinden manchmal suggeriert, wo ein Warnsignal angebrachter wäre, können Betroffene diejenige Dosis Sport, die ihnen gut tut, häufig nicht richtig einschätzen. Wissenschaftliche Untersuchungen belegen: Der Unterschied zwischen der positiven Einschätzung des Einzelnen hinsichtlich seiner sportlichen Leistungsfähigkeit und der aus medizinischer Sichtweise optimalen Belastung ist eklatant.

2.2 Gewusst wie!

2.2.1 Sport wie eine Tablette verschreiben

Mediziner und Sportwissenschaftler informierten über Fitness und Gesundheit

Sport wie eine Tablette verschreiben

■ „Wir müssen den Sport fördern, um Krankheiten zu verhindern." Fitness-Experte Joachim Wehmeier brachte auf den Punkt, wofür sich Mitarbeiter der Universität Bielefeld und der Saluto-Gesellschaft in Halle engagieren. Auf dem Forum der Neuen Westfälischen zum Thema „Sport und Gesundheit" informierten Wehmeier und sechs weitere Mediziner und Sportwissenschaftler über Möglichkeiten, die Gesundheit durch geeignetes Training zu stärken.

„Sport muss verschrieben werden wie eine Tablette", erläuterte Dr. Heinrich Körtke, Oberarzt am Herzzentrum Bad Oeynhausen, den geladenen Gästen aus Unternehmen und Krankenkassen der Region. Früher habe ein Arzt seinen Patienten einfach nur pauschal gesagt: „Treiben Sie Sport, dann wird's schon besser."

Heute habe sich jedoch die Erkenntnis durchgesetzt, dass zu intensives Training (und die falsche Sportart) eher schadet als hilft. Die wöchentliche Dosis muss stimmen.

„Bei uns herrschte große Unsicherheit, wie belastbar Patienten nach einer Herzoperation sind", erinnerte sich Professor Reiner Körfer, Direktor des Herzzentrums Bad Oeynhausen, an die Anfänge der Zusammenarbeit mit Saluto: „Wir wollten wissen, was möglich ist." Deshalb habe man die Kooperation mit der Einrichtung im Sportpark Halle gesucht.

Die Saluto Gesellschaft für Sport und Gesundheit, die eng mit der Universität Bielefeld zusammenarbeitet, ist bundesweit einzigartig. Dort stehen Mitarbeiter bereit und sind Geräte installiert, um Patienten auf Herz und Lunge durchzuchecken. Die Messverfahren wurden maßgeblich von Bielefelder Wissenschaftlern entwickelt. Doch nicht nur die Leistungsfähigkeit wird denjenigen attestiert, die sich bei Saluto untersuchen lassen. Ihnen wird auch ein Plan für gesundes Training mitgegeben.

Diesen Weg beschritt auch das Bielefelder Handelsunternehmen AVA, wie Firmensprecher Rainer Diermann auf dem Forum berichtete. Seit einem Jahr werde ein Lauftreff in der Senne angeboten, an dem regelmäßig 30 bis 40 Mitarbeiter teilnehmen. „Wir haben für alle die medizinische Eingangsuntersuchung bei Saluto finanziert, um keine Fehler zu machen."

Und tatsächlich hätten vier von 90 Interessenten gestoppt werden müssen, da der Check auf einen drohenden Herzinfarkt hinwies. Sie können vorerst nicht am Training teilnehmen, müssen ihre Leistungsfähigkeit erst langsam wieder aufbauen. Nein, es sei dem Unternehmen nicht darum gegangen, den Krankenstand zu reduzieren, betonte Diermann: „Wir wollten einen Anstoß geben, damit die Leute für sich selbst etwas tun."

Alle Teilnehmer des Forums stimmten schließlich darin überein, dass die Zusammenarbeit zwischen Saluto, Medizinern und Krankenkassen weiter ausgebaut werden müsse. „Und", so Professor Körfer: „wir werden alles tun, damit sich eine solche Einrichtung noch vergrößert."

■ Neue Westfälische vom November 1995

Wer wie der 53-jährige Unternehmer aus Kapitel 2.1 kurz nach einer schweren Herzoperation erneut mit Volldampf in alte Verhaltensmuster zurückkehren will und die Herausforderung in allzu intensiver sportlicher Betätigung sucht, dem ist nicht zu helfen. Selbst wenn sich sein Gesundheitszustand nach einer Therapie kurzfristig bessert, auf lange Sicht ist der Rückfall programmiert – es sei denn, er ändert seine Einstellung zum Sport.

Beruflich angespannte Menschen, die viel „um die Ohren haben", machen stets die gleichen Fehler: Entweder sind sie durch intensive körperliche Belastung auf der Suche nach dem ablenkenden Kick am Feierabend oder sie verzichten auf jegliche sportliche Aktivität und glauben, den zwölfstündigen Arbeitstag durch Untätigkeit kompensieren zu können. Aus dem Blickwinkel von Medizinern und Sportwissenschaftlern gesehen sind beide Ansätze grundlegend falsch.

Die Quelle der Energie

„Sport wie eine Tablette verschreiben" – so lautet der richtige Weg aus medizinischer Sicht. Oberste Maxime: mit minimalem Zeitaufwand die größtmögliche körperliche Leistung erzielen. Die Quelle der Energie liegt in einem wohl dosierten und auf die Bedürfnisse des Einzelnen ausgerichteten Bewegungsprogramm, mit dem jeder ohne Anstrengung den Stress mindern, die Gesundheit erhalten und die Lebensqualität (siehe Abbildung 2.4) steigern kann.

Der Zusammenhang zwischen Bewegung und Wohlbefinden wird heute von niemandem mehr bezweifelt. Eine gesunde Lebensweise bedeutet, nach den eigenen Bedürfnissen maßvoll mit den körperlichen und geistigen Ressourcen umzugehen. Dies heißt nicht, auf alle Genüsse und Freuden des Lebens zu verzichten. Der Einzelne sollte sich jedoch ab und zu zurückziehen[3], für einen Moment den Zug des Alltags anhalten und über das eigene Tun und den Sinn des Lebens nachdenken. In solchen Augenblicken offenbart sich, was wirklich zählt.

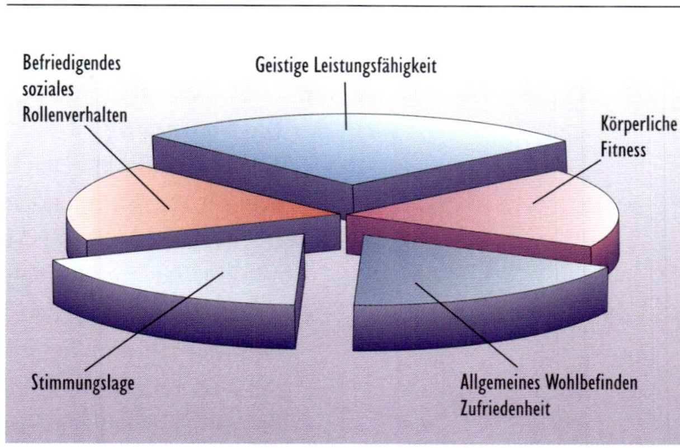

2.4 *Lebensqualität**

2.2.2 Das Bewegungsprogramm gegen Stress und Infarkt

■ ***Nach sechs Wochen ein voller Erfolg***

Als Matthias Z. das Bewegungsprogramm beginnt, ist er skeptisch, ob die aufreibenden Tage und die schlaflosen Nächte aufgrund des ihm verordneten Ausdauertrainings – Schwimmen, Laufen, Fahrrad fahren – tatsächlich vorübergehen werden. Sechs Wochen später und nach den ersten erholsamen Nächten wird ihm klar: Das dosierte Bewegungsprogramm ist dem intensiven Tennismatch als Ventil für den täglichen Stress überlegen. Matthias Z. kann wieder herrlich träumen, ist entspannter und fühlt sich seinem anstrengenden Job gewachsen. Kurz: Er hat seine positive Einstellung zum Leben wiedergefunden. Nun kann er auf einem höheren Grundlagenniveau seinem geliebten Tennisspiel wie früher, aber in moderater Form nachgehen.

[3] Nach *Bös*
* Nach *Wiesemann*

Wer geistig fit sein will, muss sich körperlich fit halten. Moderater Sport ist das richtige Rezept, um Krankheiten abzuwehren, Herz und Kreislauf zu stärken und Stress besser zu kompensieren. Die Zutaten für einen wirkungsvollen Bewegungscocktail sind kein Geheimnis:

- Die ***Dosierung*** ist wichtig, denn Spitzensport ist „out". Nur ein moderat betriebenes Ausdauertraining von etwa drei bis vier Stunden Umfang pro Woche und auf drei bis vier Tage verteilt ist der Gesundheit dienlich, stärkt Abwehrkraft und Nerven.
- ***Ausdauersportarten*** wie Schwimmen, Gehen, Laufen, Rad fahren oder Inline-Skating eignen sich besonders, um ein festes Fundament für die Anforderungen des Alltags – seien sie beruflicher oder sportlicher Art – zu setzen. Ein Tennis- oder Badmintonspiel etc. in Maßen kann ebenfalls sehr hilfreich sein, wenn es gilt, die Fitness zu steigern. Bei diesen Spielsportarten besteht häufig eine gute Compliance. Aber berücksichtigen Sie bitte: Häufige wettkampfähnliche Matches gegen Freunde und Bekannte sind gesundheitlich bedenklich.
- Nehmen Sie Rücksicht auf Ihre persönliche Konstitution! Jeder Mensch besitzt Grenzen, die er unbedingt respektieren sollte. Mehr über Ihre persönliche Befindlichkeit erfahren Sie durch eine ***Belastungsanalyse*** (siehe Kapitel 3). Hier kommen Psyche, Muskeln, Immunsystem, Herz (Puls) und Blut auf den Prüfstand. Nur so lässt sich bestimmen, wie fit und belastbar Sie tatsächlich sind. „Kontrollinstanz" bei dem zukünftigen Training ist die Herzfrequenz. Sie gibt Auskunft über den Grad der Beanspruchung und kann mit Hilfe eines handlichen Herzfrequenzmessgerätes bequem und schnell überwacht werden.
- Achten Sie auf Ihre ***Ernährung!*** Geben Sie Ihrem Körper verbrauchte Energie in Form von Mikronährstoffen

zurück. Sie werden erstaunt sein, welche positiven Effekte diese winzigen Moleküle auf Ihren Körper haben. Auch wenn Sie viel Obst und Gemüse essen, werden Sie auf die Einnahme zusätzlicher Vitamine, Mineralstoffe, Amino- oder Fettsäuren nicht verzichten können (siehe Kapitel 5).

- Wann waren Sie eigentlich zuletzt beim Zahnarzt? Viele Menschen fühlen sich krank, schlapp und ahnen nicht, dass die Wurzel so manchen Übels bei den Zähnen zu suchen ist. Zahnseide und -bürste reichen nicht aus, wenn es um die optimale ***Mundhygiene*** geht (siehe Kapitel 6).

2.2.3 Das gute Gefühl ist messbar – was Sport im Körper bewegt

Sport in Maßen, zudem auf die Bedürfnisse des Einzelnen abgestimmt, übt auf viele Bereiche des Körpers einen positiven Einfluss aus. Zum Beispiel auf die Psyche. Dank der modernen Wissenschaft ist das „gute Gefühl" nach der sportlichen Betätigung sogar messbar. So spiegelt der Stresshormongehalt im Urin die Verfassung des vegetativen ***Nervensystems*** wider (siehe Kapitel 4.1).[4] An dem veränderten Verhältnis bestimmter Stresshormone lässt sich meist schon vier bis sechs Wochen nach Beginn des Trainings erkennen, dass sich die psychische Verfassung der Testperson deutlich gebessert hat.

Eine moderate Bewegung wirkt nicht nur beruhigend auf die Nerven. Sie hat Auswirkungen auf:

- das ***Immunsystem*** – seine Leistungsfähigkeit steigt, die Infektionsrate sinkt (Kapitel 4.2);
- das ***Herz-Kreislauf-System*** – die Blutversorgung des Herzens wird besser, die Elastizität der Gefäße nimmt zu und der Blutdruck verringert sich (Kapitel 4.4);
- den ***Stoffwechsel*** – beeinflusst werden der Cholesterinwert, Vorgänge in der Muskulatur und der Zuckerstoffwechsel (Kapitel 4.5).

[4] Analyse- und Messmethode nach neuesten wissenschaftlichen Untersuchungen von Prof. Dr. med. E. *Zimmermann* entwickelt

2.2.4 Selbst mit 66 Jahren...

Ohne große körperliche Anstrengung unglaubliche Erfolge erzielen – dies gilt gerade für Menschen, die bisher körperlich inaktiv gewesen sind. Mit 60 die körperliche Belastbarkeit eines untrainierten 25-Jährigen und mit 80 Jahren die eines 50-Jährigen zu erreichen, das ist mit Hilfe eines dosierten, auf den Einzelnen zugeschnittenen Trainings kein Problem. Lesen Sie selbst:

ERGOMETRIE

Die Ergometrie ist ein zu Diagnosezwecken genutzter, stufenförmig ansteigender Belastungstest auf dem Fahrrad, Laufband oder beim Schwimmen. Ermittelt wird die Leistungsfähigkeit mit Hilfe von Stoffwechselmessungen (Bestimmung des Laktatwertes) und der so genannten Spiroergometrie (siehe Kapitel 3.4). Die Ergometrie dient der Erfassung der für den Einzelnen optimalen Herzfrequenz.

■ ***Stellungnahme eines heute 83-jährigen ehemaligen Arztes***

„Die schweißtreibenden Bilder von Sportlern in den Medien haben mich immer davon abgehalten, selbst aktiv zu werden. In der Schule bin ich ziemlich unsportlich gewesen, Spaß an der Bewegung hatte ich nie. Erst als ich mit 80 Jahren nach meiner schweren Herzoperation in Halle untersucht wurde und bereits ein Jahr später auf dem Fahrradergometer 125 Watt 30 Minuten lang locker treten konnte, wusste ich, dass ich viel früher mit dem dosierten, nach meiner Leistungsfähigkeit ausgerichteten Training hätte beginnen sollen. Ich kann jedem Menschen empfehlen – egal ob er vorerkrankt ist oder nicht –, sich individuell hinsichtlich seiner körperlichen Voraussetzungen einstellen zu lassen. Ich fühle mich mit 83 Jahren zur Zeit wie im dritten Frühling.

Werner S.[5]
Bielefeld, den 18. Mai 1998“

Der zu Beginn des dosierten Trainings 80-jährige, herzoperierte Mann erreichte durch die Kontrolle mit Hilfe einer individuellen Belastungsanalyse innerhalb eines halben Jahres eine Steigerung seiner Ausdauerleistung beim Fahrradergometertraining um 400 Prozent von 25 auf 125 Watt. Er trat viermal wöchentlich für je eine halbe Stunde in die Pedalen.

[5] Name geändert

2.2.5 60 Landfrauen und -männer im Visier

■ *„Ich bewege mich doch den ganzen Tag bei der häuslichen Arbeit oder auf dem Feld."*

Diese oder ähnliche Aussagen werden häufig als Argumente gegen ein „zusätzliches" Training ins Feld geführt. Dabei haben weder die häusliche noch die Feldarbeit etwas mit einer wohl dosierten, auf die körperlichen Bedürfnisse des Einzelnen abgestimmten Bewegung und ihren Effekten auf die Gesundheit gemein. Eine sportmedizinische Untersuchung[6] an Landfrauen und -männern aus dem Jahr 1997 brachte es ans Licht: Die Leistungsfähigkeit des Herz-Kreislauf-Systems der Testpersonen war eingeschränkt, und 35 Prozent litten an erhöhtem Blutdruck. Beim zügigen Spaziergang erreichte ein großer Teil die aerob-anaerobe Schwelle (siehe Kapitel 3.5.1 und 4.3) und damit die körperlichen Grenzen. Dagegen erhielt die Ausbildung der Muskulatur bei den Personen vom Lande erwartungsgemäß außergewöhnlich gute Noten im Vergleich zu denen der weniger aktiven „Normalbürger".

Im Anschluss an die Messungen begannen die Landfrauen und -männer zwei- bis dreimal wöchentlich mit einem Training. Die Belastungsstärke beim Rad fahren und auf dem Laufband basierte auf den individuellen Voraussetzungen, die vorab ermittelt worden waren.

Bereits nach vier Monaten war die Leistungsfähigkeit der Testpersonen deutlich gestiegen und bei einigen Hypertoniepatienten hatte sich der Blutdruck normalisiert. Damit war klar: Die auf den Einzelnen ausgerichtete Belastung kann sportmedizinisch gewünschte und für den Organismus heilsame Reaktionen hervorrufen. Haus- und Feldarbeit können das nicht in optimaler Form, sie haben lediglich hinsichtlich der Muskelbildung eine positive Wirkung.

[6] Untersuchung an 60 Personen; durchschnittliches Alter: 54,5 Jahre

3

Die Belastungsanalyse – Beispiele aus der Praxis

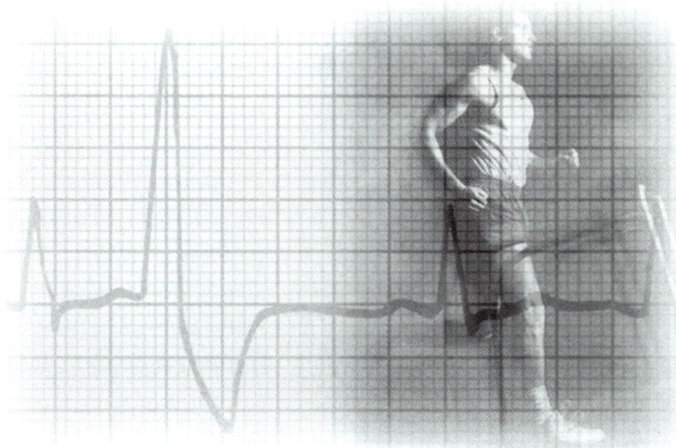

- Funktion und Ablauf einer individuellen Belastungsanalyse
- Resultierende Trainingsformen und ihre Wirkung
- Zutaten für Ihr persönliches Bewegungsprogramm

3 Die Belastungsanalyse – Beispiele aus der Praxis

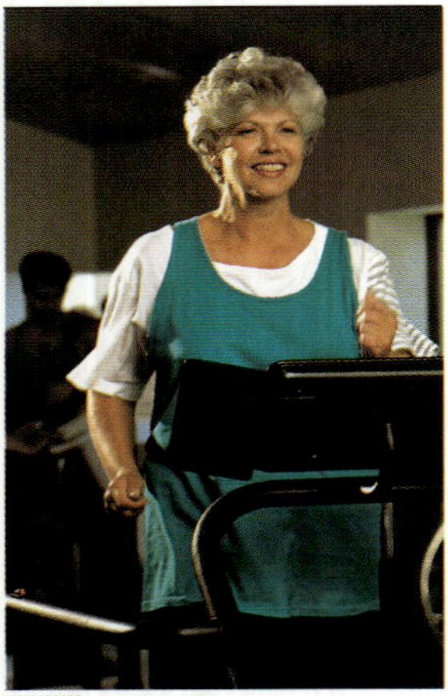

3.1 Auf dem Laufband wird bei der Belastungsanalyse die Intensität der Beanspruchung variiert. So kann ermittelt werden, wann die Testperson über- bzw. unterfordert ist.

51-jährige Unternehmerin – sportlich inaktiv

Petra W.[1] *ist 51 Jahre alt und Unternehmerin (250 Mitarbeiter). Sie spielt einmal pro Woche Golf, geht manchmal spazieren und dem Sport ansonsten aus dem Weg. Bereits in der Schule waren ihre sportlichen Leistungen nicht berauschend, und auch jetzt ist sie nicht besonders motiviert, aktiv zu werden, sich mit Freunden beim Squash oder anderen Spielen zu messen.*

Gerade in letzter Zeit fallen ihr körperliche Anstrengungen im Alltag wie Treppensteigen zunehmend schwerer. Sie ist häufig erkältet, und eine innere Unruhe lässt sie immer schlechter schlafen. Die Arbeit raubt ihr von Tag zu Tag mehr Energie, sie reagiert schon bei den kleinsten Anlässen äußerst aggressiv, fühlt sich müde und ausgebrannt.

Freunde sehen die Veränderung bei Petra W. mit Besorgnis. Sie haben ihr aus eigener Erfahrung geraten, sich einmal gründlich durchchecken zu lassen, um dann mit einem Bewegungstraining zu beginnen. Nach langen Diskussionen lässt sich die Unternehmerin schließlich überreden. Widerwillig zwar, aber „der Gesundheit zuliebe" hat sie sich einen Termin geben lassen und freut sich mittlerweile sogar auf den Neuanfang. Morgen geht's los. Dann steht die Belastungsanalyse auf dem Programm.

44-jähriger Manager – sportlich aktiv

Matthias Z., den Sie bereits in Kapitel 2 kennen gelernt haben, war bis vor kurzem ständig auf Achse. Tagsüber nahm ihn die Firma in Beschlag, abends der Tennisschläger – dreimal pro Woche schlug er den Ball: „solange, bis nichts mehr ging." Die Nächte verbrachte er schlaflos. Der 44-jährige Manager ahnte, dass es so nicht mehr lange weitergehen durfte. Die permanente psychische und physische Anstrengung hinterließ unübersehbare Spuren.

[1] Name geändert

Mit dem moderaten Bewegungsprogramm will er sich jetzt gegen den von seinem Hausarzt prophezeiten Herzinfarkt wehren. Zunächst wird er sich einer Belastungsanalyse unterziehen. Psyche, Muskeln, Immunsystem, Herz und Blut sollen dabei gründlich unter die Lupe genommen werden. Den ersten Schritt hat er bereits getan: Die Harnproben (acht pro Tag) sind abgegeben, analysiert und ausgewertet. Ein Sportwissenschaftler erklärt: „Dass Sie unter großem Stress stehen, lässt sich anhand Ihrer Urinproben und entsprechender Berechnungsverfahren eindeutig feststellen. Mehr als zwei Drittel des Tages sind Sie nervös und verkrampft. Die Tennismatches tun ein Übriges dazu. Aus medizinischer Sicht sind sie als Ventil für Ihre beruflich angespannte Situation völlig ungeeignet: Ihr Nervensystem ist nach den Spielen noch so aktiv, dass Ihr Körper nicht zur Ruhe kommen kann. Darüber, dass Sie schlecht schlafen, brauchen Sie sich also nicht zu wundern. Wir werden uns für Sie eine Alternative für die Tennisspiele überlegen müssen." Matthias Z. hat es geahnt: Laufen und Rad fahren sollen seinem Körper in Zukunft Beine machen. Da muss die Vorhand warten. Aber genauen Aufschluss darüber geben die weiteren Untersuchungen...

Dem 44-jährigen Manager wird es nur anfangs schwer fallen, auf das eine oder andere Tennisspiel mit Freunden zu verzichten. Der Weg zu einem entspannteren, gesunden und leistungsfähigen Leben wird letztendlich mindestens ebenso viel Freude bereiten wie der gelungene Stoppball am Netz. In den kommenden Wochen gibt es für den 44-Jährigen viel Neues über sich und seine Grenzen zu erfahren. Auch Petra W. muss sich von ihrer lieb gewordenen Gewohnheit, der Unsportlichkeit, trennen. Die 51-jährige Unternehmerin wird sich ebenfalls mit der Situation arrangieren, die Herausforderung annehmen und ihr Leben neu gestalten. Ein spannendes Abenteuer steht beiden bevor. Begleiten Sie sie auf ihrem Weg durch dieses Kapitel.

Bevor Sie ein Training gegen Stress und Infarkt beginnen, sollten Sie Ihre Belastungsfähigkeit untersuchen lassen. Ihren Voraussetzungen entsprechend können Sie diese selbst (siehe Kapitel 3.8) oder von einem darauf spezialisierten Institut vornehmen lassen. Die individuelle ***Belastungsanalyse in professioneller Hand*** ist...

- ***unbedingt erforderlich*** für leistungsorientierte Freizeitsportler, bei Vorerkrankungen wie Diabetes, Herzinfarkt, Bluthochdruck, orthopädischen Beschwerden sowie für Ältere über 50 Jahre;
- ***empfehlenswert*** für bisher inaktive Personen;
- ***verzichtbar*** für Menschen unter 50 Jahre, die keine körperlichen Beschwerden haben und keine genetische Disposition für Erkrankungen mitbringen.

Welchen Anforderungen eine Belastungsanalyse, die von einem Institut vorgenommen wird, genügen sollte, lesen Sie in Kapitel 8.1.

Die Belastungsanalyse bildet die Basis, auf der ein Bewegungsprogramm entwickelt werden kann. Denn: Wer Englisch sprechen will, sollte erst die Vokabeln lernen. Wer mit seinem Körper Höchstleistungen vollbringen möchte, muss zunächst in Erfahrung bringen, wie viel Kapazität ihm zur Verfügung steht, auf welche Teile seines Körpers er bauen kann und welche einer besonderen Pflege bedürfen.

Die Belastungsanalyse dauert etwa fünf Stunden und erfolgt vor Beginn des Bewegungsprogramms und drei Monate danach. Untersucht werden die Psyche, das Herz, das Immunsystem, die Muskelfunktion und das Blut bei verschiedenen Belastungsintensitäten.

3.1 Die Rolle der Psyche – wenn die Nerven verrückt spielen

Das vegetative Nervensystem dient vor allem der Regulation der inneren Organe wie Herz, Lunge oder Verdauungstrakt, ist nicht vom Willen beeinflussbar und beispielsweise dafür verantwortlich, dass sich der Herzschlag bei Aufregung beschleunigt.

Wer wissen möchte, was er zu leisten vermag, der sollte mit einer Standortbestimmung seiner psychischen Situation beginnen. Sie gibt Auskunft über das Maß an Stress. Die Skala reicht von höchster Erregung und Reizbarkeit bis hin zum Zustand völliger Antriebslosigkeit. Während die Kontrolle der Funktionen von Herz, Immunsystem, Muskeln und Blut bei verschiedenen Belastungen Pflicht ist, muss die Psyche im Rahmen der Belastungsanalyse nicht unbedingt auf den Prüfstand – ihre Untersuchung ist aber empfehlenswert.

Eine zentrale Rolle als Mittler zwischen Körper und Psyche spielt das vegetative Nervensystem. Seine Betriebsamkeit gibt Auskunft über den Grad der Anspannung. Mit Hilfe von im Urin gemessener, analysierter und berechneter Hormonausschüttungen lässt sich der Zustand des vegetativen Nervensystems einschätzen (Hintergrund siehe Kapitel 4.1).[2] Je nach Aktivität werden drei Phasen unterschieden: Unruhe und Nervosität (I), optimale Konzentrationsfähigkeit und Belastbarkeit (II), Müdigkeit und Antriebslosigkeit (III).

[2] Analyse- und Messmethode nach neuesten wissenschaftlichen Untersuchungen von Prof. Dr. med. E. *Zimmermann* entwickelt

■ *Der 51-jährigen Petra W. sind mittlerweile kleine Reagenzgläser für die Urinanalyse inklusive detaillierter Gebrauchsanweisung zugesandt worden. Verteilt über einen Tag hat sie acht Einzelproben gesammelt, gekühlt und eingefroren. Im Eilverfahren sendet sie diese zwecks Untersuchung an ein Speziallabor des Arbeitsbereiches Sportmedizin der Universität Bielefeld.*

Besonders gestresste Menschen sind den größten Teil des Tages in Phase I „zu Hause“, sie sind äußerst angespannt, reizbar, permanent unruhig und nervös. Auch der 44-jährige Manager – 85 Prozent des Tages befindet er sich in dieser Lage – und die 51-jährige Unternehmerin (siehe Abb. 3.2) gehören in diese Kategorie: Sie stehen während der Arbeit und kurz vorher stark unter Druck. Aber auch am Feierabend finden beide keine Entspannung. Denn müde ist Matthias Z. auch nach dem erschöpfenden Tennismatch nicht. Im Gegenteil: Selbst um 23 Uhr befindet sich sein vegetatives Nervensystem noch in Phase II, er ist „hellwach“, belastbar und konzentrationsfähig. Das erklärt seine Schlafprobleme, denn ein erholsames Schlummern ist nur in Phase III möglich. Petra W. schläft ebenfalls spät ein: Erst um 0.50 Uhr signalisiert ihr Körper Müdigkeit. Dass sie „abends nicht abschalten kann“, unterstreichen die Messungen um 21 10 und 22.45 Uhr: Phase II hat sie zu dieser Zeit noch fest im Griff; das ist zwar optimal, um sich gut zu kon-

Uhrzeit der Probenentnahme			Aktivitätszustand
51-Jährige	44-Jähriger		
06.30 Uhr 09.40 Uhr 11.13 Uhr 13.50 Uhr 19.55 Uhr	06.00 08.00 10.30 12.50 13.30 18.30	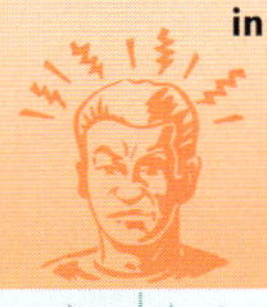	**in Phase I** charakterisiert durch innere Unruhe und Nervosität
21.10 Uhr 22.45 Uhr	20.00 23.00	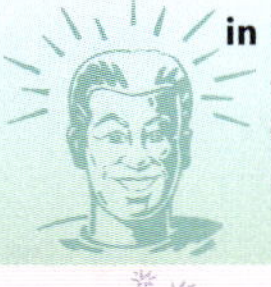	**in Phase II** charakterisiert durch optimale Konzentrationsfähigkeit und Belastbarkeit
00.50 Uhr		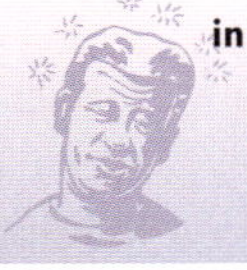	**in Phase III** charakterisiert durch Müdigkeit und Antriebslosigkeit; erholsamer Schlaf ist in Phase III möglich

3.2 *Aktivität des vegetativen Nervensystems (ermittelt mit Hilfe der Urinanalyse und eines speziellen Berechnungsverfahrens) zu verschiedenen Tageszeiten – bei einer 51-jährigen Unternehmerin und einem 44-jährigen Manager.*

zentrieren oder „den Tag noch einmal Revue passieren“ zu lassen, einschlafen kann sie in diesem Zustand jedoch nicht.

3.2 Risikofaktoren Herz und Immunsystem

Das Herz ist eines der wichtigsten Organe des menschlichen Körpers. Wer sich körperlich betätigt, sollte daher vorab prüfen lassen, ob Herz und Blutdruck in Ordnung sind. Im Rahmen der Belastungsanalyse steht die Überprüfung routinemäßig auf dem Programm. Die echokardiographische[3] Untersuchung hat bei Petra W. und Matthias Z. auf keinerlei gesundheitliche Vorschäden hingedeutet. Der Blutdruck war weder in Ruhe noch bei körperlicher Anstrengung in irgendeiner Art und Weise auffällig, so dass beide die Belastungsanalyse wie geplant fortsetzen konnten. Auch das Immunsystem kam bei Petra W. und Matthias Z. auf den Prüfstand. Bei dem 44-jährigen Manager gab es keine Auffälligkeiten. Demgegenüber war der Befund einer geschwächten körpereigenen Abwehr bei Petra W. bereits vorhersehbar – litt sie doch regelmäßig an leichten Infekten.

3.3 Muskelfunktionstest

In Kapitel 8.1 finden Sie eine Auswahl wirkungsvoller Dehnübungen, die Sie vor Trainingsbeginn ausführen sollten.

Tagtägliches Sitzen, eine gebeugte Körperhaltung, Untätigkeit oder einseitige Belastung lassen Muskeln verkümmern und Haltungsstörungen entstehen. Dehn- und Kräftigungsübungen helfen nicht nur bei diesen bereits existierenden Schäden, sie beugen auch – beispielsweise durch „Kaltstarts“ verursachten – Verletzungen vor. Daher sollte jedes Training mit ihnen beginnen.

Wo sich die „Problemzonen“ im Körper befinden, lässt sich mit Hilfe eines Muskelfunktionstests herausfinden.

Beispiel einer 51-jährigen Unternehmerin

- **Diagnose:** Der Muskelfunktionstest bei Petra W. ergibt, dass die hintere Oberschenkelmuskulatur (biceps

[3] Echokardiographisch: Ultraschalluntersuchung des Herzens

femoris) leicht verkürzt ist. Die Hüftbeuger (iliopsoas) links und rechts weisen erhebliche Verkürzungen auf, ebenso die Gesäßmuskeln (gluteus medius und minimus). Beim Gehen wird eine ausgeprägte Belastung auf der Außenseite des Fußes (Supination) festgestellt.

- **Therapie:** Ein auf die Muskelprobleme abgestimmtes Dehnprogramm erhält Petra W. mit auf den Nachhauseweg. Um die Fehlstellung der Füße zu korrigieren, werden Schuheinlagen dringend empfohlen.

Beispiel eines 44-jährigen Managers

- **Diagnose:** Die Oberschenkelmuskulatur (rectus femoris) von Matthias Z. weist auf beiden Seiten erhebliche Verkürzungen auf. Die Hüftbeuger (iliopsoas) links und rechts sind in ihrer Bewegung eingeschränkt und die Bauch- sowie die Rückenmuskulatur für Tennisbelastungen zwei- bis dreimal wöchentlich unzureichend ausgebildet.
- **Therapie:** Auch Matthias Z. geht nicht ohne ein auf ihn persönlich zugeschnittenes Dehnprogramm nach Hause. Zusätzlich soll er seine Rückenmuskulatur mit Hilfe von speziellen Übungen kräftigen.

3.4 Herzfrequenz und Blutanalyse

Die Bestimmung der Herzfrequenz (Pulsschlag) ist eine der am häufigsten angewendeten Messungen im Leistungssport. Mit ihrer Hilfe können Trainer und Arzt Rückschlüsse darauf ziehen, ob und wie effektiv trainiert wurde. Bei der Belastungsanalyse für ein moderates Training ist der Puls ebenfalls ein zuverlässiges Kriterium für die Fitness des Körpers.

Zunächst wird geprüft, wie es um die Trinkgewohnheiten und die Anzahl der weißen Blutkörperchen (Leukozyten) bestellt ist. Denn eine eventuell erhöhte Leukozytenzahl führt zu einem deutlichen Anstieg des Pulsschlages auf den einzelnen Belastungsstufen; die Berechnung einer für die Testperson optimalen Herzfrequenz ist dann nicht möglich. Auch wenn zu wenig Flüssigkeit aufgenommen wird, ist der Puls erhöht.

Die Blutwerte ergeben in den vorliegenden Fällen, dass sowohl die 51-Jährige als auch der 44-Jährige nicht genügend trinken. Die Herzfrequenz steigt dadurch bei beiden um etwa fünf Schläge pro Minute. Die Anzahl der weißen Blutkörperchen liegt im Bereich der Normwerte.

Die eigentliche Bestimmung der Herzfrequenz – dargestellt am Beispiel der Laufbandergometrie (siehe Ergometrie, Kapitel 2.2.4) – nimmt folgenden Verlauf:

- **Bestimmung des Ruhelaktatwertes:**
  Der Ruhelaktatwert wird vor Beginn der körperlichen Aktivität gemessen. Er zeigt das Stoffwechselmilieu vor der Belastung auf.

LAKTATWERT

Der Laktatwert sagt etwas darüber aus, in welcher Form der Körper Energie bereitstellt und wie der Organismus mit Sauerstoff versorgt ist. Liegt der Wert zu hoch, werden vorwiegend Kohlenhydrate verbrannt, es herrscht Sauerstoffmangel und die Fettspeicher bleiben als Energiequelle unangetastet. Der Laktatwert entspricht dem Säuregehalt im Blut. Laktat (Milchsäure) entsteht bei der Energieverwertung von Kohlenhydraten, wenn die Sauerstoffversorgung unzureichend ist (siehe auch aerob-anaerobe Schwelle, Kapitel 3.5.1). Je höher die Laktatkonzentration ist, desto erschöpfender sind die Belastungen und desto größer ist der Stress für den Körper. Werte von 4 Millimol pro Liter und höher, die über einen Zeitraum von 30 Minuten auftreten, sind gesundheitlich äußerst bedenklich.

- **Aufzeichnung und Beurteilung der Herzfrequenzen** mit Hilfe der Laufbandergometrie: Die Testpersonen absolvieren fünf verschiedene Belastungsstufen auf dem Laufband. Die Zeit beträgt pro Stufe drei Minuten. Im Anschluss daran wird jeweils die Herzfrequenz registriert und Blut aus dem Ohrläppchen entnommen, um die **Laktatkonzentration nach der körperlichen Aktivität** zu ermitteln. Ebenso wird bei der sich nach dreißig Minuten anschließenden 10-minütigen Dauerbelastung verfahren: Die hierbei ermittelten Laktatwerte und Respiratorischen Quotienten (siehe unten) bieten die Grundlage zur Berechnung derjenigen Herzfrequenz, die optimal für ein Ausdauertraining ist und deren Wert daher bei körperlicher Bewegung angestrebt werden sollte.

- **Spiroergometrie:** Mit Hilfe einer Spiroergometrie wird der Respiratorische Quotient (RQ = Verhältnis von Kohlendioxidabgabe zu Sauerstoffaufnahme) ermittelt. Anhand der Messergebnisse lässt sich das Verhältnis bestimmen, in dem Kohlenhydrate und Fette als Energielieferanten genutzt werden. Auf eine Erklärung der komplizierten Berechnungsgrundlage wird an dieser Stelle verzichtet. Es reicht aus, wenn der medizinische Laie sich folgende Werte merkt: Bei einem Respiratorischen Quotienten von mehr als 0,90 werden hauptsächlich Kohlenhydrate verbrannt, bei einem RQ von weniger als 0,85 fast ausschließlich Fette. Diese Daten stellen allerdings nur grobe Orientierungspunkte dar, denn es ist ein großes Maß an Erfahrung und Kenntnis erforderlich, um die Untersuchungsergebnisse genau auswerten zu können.

SPIROERGOMETRIE

Bei der Spiroergometrie werden Herz-Kreislauf-Parameter aufgezeichnet und Atemgase bestimmt. Die Methode eignet sich, um die Leistungsfähigkeit von Patienten mit Herzfunktionsstörungen zu ermitteln, aber auch zur Feststellung der optimalen Trainingsbeanspruchung bei gesunden Menschen.

Die Messergebnisse von Herzfrequenz und Blutanalyse bei den Testpersonen Petra W. und Matthias Z. können den Abbildungen 3.3 bis 3.6 entnommen werden. Eine Auswertung findet in Kapitel 3.5 statt.

Fahrrad-Ergometrie

Auf die Messergebnisse mit dem Fahrrad-Ergometer – analog denen bei ansteigender Belastungsintensität auf dem Laufband ermittelt – wird an dieser Stelle nicht näher eingegan-

Stufe	Geschwindigkeit	Steigung	Dauer	Belastung entspricht...
1	1,4 m/sek	1,5 %	3 min	etwas schnellerem Spaziergang
2	1,6 m/sek	1,5 %	3 min	zügigem Spaziergang
3	1,8 m/sek	1,5 %	3 min	Übergang zwischen Gehen und Laufen
4	2,0 m/sek	1,5 %	3 min	ganz leichtem Lauf
5	2,2 m/sek	1,5 %	3 min	

Nach 30 Minuten Pause:
10 Minuten Dauerbelastung bei einer Geschwindigkeit von 1,6 Metern/Sekunde

3.3 *Belastungstest auf dem Laufband; 51-jährige Unternehmerin.*

Geschwindigkeit Meter/Sek.	Herzfrequenz Pulsschläge/Min.	Blutlaktatwert Millimol/Liter	Resp. Quotient Kohlendioxid/Sauerstoff	Hauptsächlicher Energielieferant
1,4	125	1,3	0,72	Fette
1,6	136	1,96	0,87	Fette
1,8	141	2,9	0,95	Kohlenhydrate
2,0	158	4,1	1,04	Kohlenhydrate
2,2	167	6,22	1,19	Kohlenhydrate
Ergebnisse des Dauerbelastungstests:				
1,6 (nach 3 min)	144	2,35		
1,6 (nach 10 min)	148	2,50		

3.4 *Herzfrequenzen, Blutlaktatwerte und Respiratorische Quotienten bei verschiedenen Belastungsstufen auf dem Laufband; 51-jährige Unternehmerin.*

Stufe	Geschwindigkeit	Steigung	Dauer	Belastung entspricht...
1	1,8 m/sek	1,5 %	3 min	Übergang zwischen Gehen und Laufen
2	2,0 m/sek	1,5 %	3 min	ganz leichtem Lauf
3	2,2 m/sek	1,5 %	3 min	leichtem Lauf
4	2,4 m/sek	1,5 %	3 min	
5	2,6 m/sek	1,5 %	3 min	

Nach 30 Minuten Pause:
10 Minuten Dauerbelastung bei einer Geschwindigkeit von 1,8 Metern/Sekunde

3.5 *Belastungstest auf dem Laufband; 44-jähriger Manager.*

Geschwindigkeit Meter/Sek.	Herzfrequenz Pulsschläge/Min.	Blutlaktatwert Millimol/Liter	Resp. Quotient Kohlendioxid/ Sauerstoff	Hauptsächlicher Energielieferant
1,8	145	2,2	0,86	Fette
2,0	153	2,9	0,97	Kohlenhydrate
2,2	162	3,6	1,05	Kohlenhydrate
2,4	169	4,9	1,10	Kohlenhydrate
2,6	176	6,4	1,19	Kohlenhydrate
Ergebnisse des Dauerbelastungstests:				
1,8 (nach 3 min)	147	2,5		
1,8 (nach 10 min)	149	2,6		

3.6 *Herzfrequenzen, Blutlaktatwerte und Respiratorische Quotienten bei verschiedenen Belastungsstufen auf dem Laufband; 44-jähriger Manager.*

gen. Beide Formen sind trotzdem notwendig. Denn die optimalen Herzfrequenzen unterscheiden sich deutlich, je nachdem ob auf dem Laufband oder mit dem Fahrrad trainiert wird.

3.5 Moderates Training – das richtige Rezept

3.5.1 Fallbeispiel einer 51-jährigen Unternehmerin – sportlich inaktiv

Die Aktivität des vegetativen Nervensystems, die Herzfrequenzen, Blutlaktatwerte und Respiratorischen Quotienten wurden bei Petra W. vor Beginn des Bewegungsprogramms ermittelt (siehe Abb. 3.2 auf Seite 51, 3.3 und 3.4) und sind mittlerweile ausgewertet. Die Ergebnisse verraten, dass die 51-Jährige aufgrund fehlender körperlicher Voraussetzungen nicht besonders widerstandsfähig gegen Stress zu sein scheint. Die Psyche ist angeschlagen, die Urinanalysen[4] sprechen eine deutliche Sprache: Das vegetative Nervensystem befindet sich 80 Prozent des Tages in Phase I, das heißt, Petra W. ist ständig unruhig und nervös. Auch ihr Herz-Kreislauf-System ist alles andere als für die Anforderungen des harten

[4] Analyse- und Messmethode zur Bestimmung von Stresshormonen nach neuesten wissenschaftlichen Untersuchungen von Prof. Dr. med. E. *Zimmermann* entwickelt

Alltags gerüstet: Bereits bei einer Laufbandgeschwindigkeit von 1,8 Metern pro Sekunde (Übergang zwischen Gehen und Laufen) werden hauptsächlich Kohlenhydrate verbrannt, was darauf hindeutet, dass die Belastung für die Unternehmerin sehr groß ist (siehe Kapitel 4.3). Sie kommt bei dieser vergleichsweise niedrigen Geschwindigkeit bereits an die Grenzen ihrer Leistungsfähigkeit. Es wird nur eine Frage der Zeit sein, bis die schwache Konstitution der Unternehmerin sich durch eine ernste Erkrankung bemerkbar macht. Die bereits jetzt auftretende vermehrte Anfälligkeit für Infekte und das allgemeine Unwohlsein sind lediglich Vorboten.

Um der Psyche, dem Immun- und dem Herz-Kreislauf-System wieder auf die Sprünge zu helfen, wird Petra W. in Zukunft an mindestens drei Tagen pro Woche ein 30- bis 40-minütiges Training absolvieren. Damit die körperlichen Voraussetzungen dafür stimmen, muss sie jedoch zunächst und während des Trainings die ***Dehnfähigkeit*** ihrer Muskeln verbessern: Im vorliegenden Fall sind die hintere Oberschenkelmuskulatur (leicht verkürzt), die Hüftbeuger und die Gesäßmuskeln (erheblich verkürzt) betroffen. Zeigen die Übungen nach drei bis vier Wochen keine Wirkung, wird das Bewegungsprogramm abgebrochen. Das gilt auch dann, wenn es in Folge des Trainings zu anderen körperlichen Beschwerden beispielsweise im Kniegelenk kommt.

Auf der Grundlage der Belastungsanalyse und der Lebensbedingungen von Petra W. haben die Sportwissenschaftler in Zusammenarbeit mit dem Arzt zu folgendem Programm geraten: Die einfachste, praktikabelste und wirkungsvollste Art sich zu bewegen, ist das zügige bis schnelle Gehen – dreimal pro Woche jeweils 30 bis 40 Minuten. Hierbei erreicht die Unternehmerin eine Herzfrequenz von 145 bis 150 Pulsschlägen pro Minute und damit die für sie optimalen Werte, die sich aus dem Dauerbelastungstest (Herzfrequenz: 144 nach 3 Minuten, 148 nach 10 Minuten) ergeben haben. Die Vorteile des Bewegungsprogramms für die ständig unter Terminstress stehende Frau liegen auf der Hand: Gehen kann sie selbst in der

Mittagspause; zudem hat sie jederzeit und an jedem Ort die Möglichkeit, mit einem handlichen Messgerät zu überprüfen, ob sie die für sie maßgeblichen Herzfrequenzen einhält. In den Wintermonaten, wenn die Wetterverhältnisse keine Ausflüge ins Freie zulassen, kann sie ihr Training auch auf dem Fahrrad-Ergometer absolvieren. Allerdings sind die Herzfrequenzvorgaben in diesem Fall deutlich niedriger als beim Gehen (siehe Abb. 3.7 auf Seite 62).

Trainingsprogramm „Gehen"

Das Training von Petra W. setzt sich aus Sequenzen unterschiedlicher Belastungsintensität zusammen. Die Unternehmerin erhält ihr ganz persönliches Fitnessprogramm. Denn der Grad der Beanspruchung wurde auf der Basis ihrer eigenen, auf dem Laufband gewonnenen Daten (Herzfrequenz, Laktatspiegel, Respiratorischer Quotient, siehe Abb. 3.4 auf Seite 56) ermittelt.

- ***Fettverbrennung/Regeneration:*** Auf einer niedrigen Belastungsstufe, bei der sich der Körper regenerieren kann und bei der hauptsächlich Fette verbrannt werden, befindet sich die 51-Jährige, wenn ihre Herzfrequenz zwischen 125 und 130 Pulsschlägen pro Minute liegt. Etwa 90 Prozent ihrer Energie holt sie bei dieser Intensität aus Fettspeichern und nur 10 Prozent aus Kohlenhydratdepots. Will die Unternehmerin ausschließlich im Bereich der Regeneration/Fettverbrennung trainieren, sollte sie *täglich* 30 Minuten *gehen* (etwas schneller als ein Spaziergangtempo). Auf diese Art und Weise kann sie Stress besonders gut abbauen.
- ***Extensive Grundlagenausdauer (GA I):*** Die für das Herz-Kreislauf-System bei etwas länger andauernder Belastung ideale Herzfrequenz von 145 bis 150 Schlägen pro Minute wurde mit Hilfe des Dauerbelastungstests ermittelt: In diesem Bereich werden bei Petra W. etwa 30

Die vorliegenden Ergebnisse zeigen: Beim **Golfspielen** wird Petra W. „einen Zahn zulegen" müssen. Eine Analyse ergab, dass sie sich bei der Sportart bislang nur in einem Herzfrequenzbereich von 95 bis 100 bewegte. Zur Steigerung der körperlichen Fitness ist das zu wenig. Ziel ist es daher, das Fortbewegungstempo auf dem Golfplatz zu erhöhen, um Werte von 125 bis 130 Pulsschlägen pro Minute zu erreichen.

Prozent Fette und 70 Prozent Kohlenhydrate verbrannt, das heißt zur Energiegewinnung genutzt. Die Unternehmerin kann auf der Stufe GA I ihre Grundlagenausdauer entwickeln. Um sich hauptsächlich auf diesem Belastungsniveau zu bewegen, muss sie 30 Minuten wie folgt trainieren: 24 Minuten sollte sie zügig spazieren gehen („Walking"), die restlichen 6 Minuten bewegt sie sich auf den Stufen der intensiveren und der intensiven Grundlagenausdauer (siehe unten). Drei bis vier Trainingseinheiten pro Woche sind empfehlenswert. Schon innerhalb eines Monats wird die Unternehmerin wahrscheinlich vom Gehen zum Laufen überwechseln müssen, um die Herzfrequenzvorgabe noch zu erreichen.

Grundlagenausdauer

Um eine Übersäuerung der Muskeln durch zu hohe Laktatwerte zu verhindern, muss zunächst die Grundlagenausdauer trainiert werden. Das bedeutet, dass die Belastungsintensität anfangs nicht zu groß sein darf, damit genügend Sauerstoff in den Muskeln vorhanden ist, um Fette als „Treibstoff" zu nutzen: Der Laktatwert steigt in diesem Fall nicht wesentlich an. Ist eine bessere Grundlagenausdauer erreicht, haben sich also die für die Bereitstellung der Fette als Energielieferanten benötigten Enzyme vermehrt, kann die Belastung intensiviert werden.

- ***Intensivere Grundlagenausdauer (GA I bis II):*** Erreicht Petra W. Herzfrequenzen von mehr als 155 Pulsschlägen pro Minute, kommt es zu dem so genannten lipidhemmenden Effekt (siehe Kapitel 4.3); das heißt, es werden nur wenig Fette (hier 15 Prozent), dafür aber viele Kohlenhydrate (hier 85 Prozent) als Energielieferanten genutzt. Petra W. befindet sich auf dieser Stufe an ihrer individuellen aerob-anaeroben Schwelle, was ihre Laktatwerte verraten. Das vegetative Nervensystem ist in dieser Phase besonders aktiv und daher „gestresst". Auch das körpereigene Abwehrsystem wird bereits in Mitleidenschaft gezogen.[5] Der Belas-

[5] Nach neuesten Untersuchungsergebnissen von *Liesen* und *Gabriel*, dargestellt in der Habilitation „Sport und Immunsystem", stellen Ausdauerbelastungen im anaeroben (der Sauerstoff wird knapp) Belastungsbereich – das ist bei der Unternehmerin Petra W. auf der Stufe GA I bis II mit einer Herzfrequenz von 155 Pulsschlägen pro Minute der Fall – einen immunologischen „Breakpoint" dar. Es wird also das Immunsystem ab dieser Belastungsstufe geschwächt, wenn gleichzeitig beruflicher Stress zu bewältigen ist.

tungsstufe GA I bis II *(Übergang vom Gehen zum Laufen)* sollte sich die 51-Jährige lediglich 4,5 Minuten (15 Prozent) von 30 Minuten Trainingsgesamtzeit aussetzen. So kann sie ihre Grundlagenausdauer variantenreicher als im Zustand GA I weiterentwickeln, ohne sich zu überanstrengen.

Individuelle aerob-anaerobe Schwelle

Die Energiebereitstellung im Körper kann mit ausreichend Sauerstoff (aerob) oder mit einem Mangel an Sauerstoff (anaerob) erfolgen. Je schneller das Bewegungstempo, um so mehr O_2 wird benötigt. Wird die Geschwindigkeit zu hoch, kann der Organismus irgendwann nicht mehr genügend Sauerstoff aufnehmen: Die Grenze zwischen ausreichender Versorgung und Knappheit wird als individuelle aerob-anaerobe Schwelle (IAAS) bezeichnet. Sie liegt bei einem individuell zu bestimmenden Laktatgehalt und markiert ein Kriterium für die Leistungsfähigkeit. Für den Organismus stellt eine Dauerbelastung von etwa 30 Minuten an der IAAS eine zu hohe Belastungsintensität dar.

- ***Intensive Grundlagenausdauer (GA II):*** Bei Herzfrequenzen von mehr als 165 Pulsschlägen pro Minute verbrennt Petra W. ebenfalls überwiegend Kohlenhydrate (95 Prozent) und nur 5 Prozent Fette. Nicht nur das vegetative Nervensystem und die Psyche sind jetzt „gestresst", auch das Immunsystem ist überlastet. In diesem Bereich *(leichter Lauf)* sollte die Unternehmerin sich daher maximal 1,5 Minuten (5 Prozent) von 30 Trainingsminuten aufhalten. Auf der Stufe GA II entwickelt die Geschäftsfrau zwar sehr schnell Grundlagenausdauer, als Dauerbelastungsform ist dieses Niveau jedoch mit gesundheitlichen Risiken verbunden und aus medizinisch-vorbeugender Sicht nicht von Interesse.
- Mit einer ***Kombination aus Golfspielen und Training der Grundlagenausdauer*** (dreimal pro Woche 30 bis 40 Minuten) kann Petra W. Stress abbauen, die Gesundheit dauerhaft stärken und ihre Leistungsfähigkeit langsam, aber stetig steigern.

Petra W. sieht in „ihrem" Bewegungsprogramm die ideale Lösung: „Gehen kann ich trotz meiner beruflich sehr knapp bemessenen Zeit. Ich schiebe das Training morgens oder mittags einfach dazwischen. Das wäre bei einer anderen Bewegungsform nicht so einfach möglich."

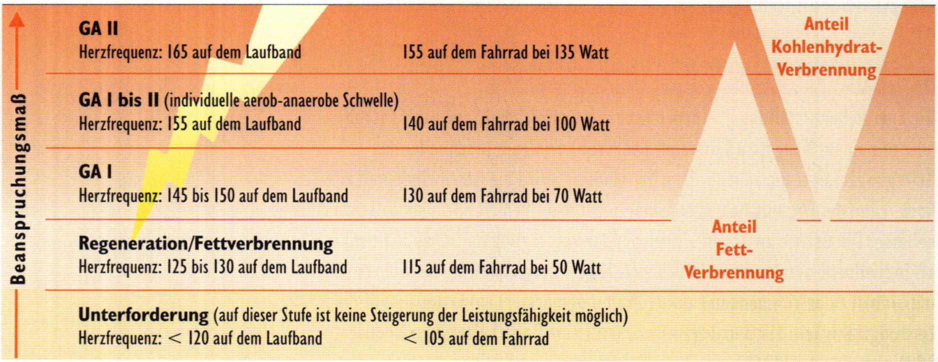

3.7 *Belastungsintensität und Herzfrequenzvorgaben am Beispiel einer 51-jährigen Unternehmerin*

3.5.2 Fallbeispiel eines 44-jährigen Managers – sportlich aktiv

Matthias Z. hat sich mit seinen Tennismatches in Bereiche vorgewagt, die ihn an die Grenze seiner Leistungsfähigkeit geführt haben und daher seiner Gesundheit über kurz oder lang maßgeblich geschadet hätten. Dass die Spiele als Ausgleich für den täglichen Stress völlig ungeeignet waren, geht aus der Belastungsanalyse des 44-Jährigen (siehe Abb. 3.2, 3.5 und 3.6 auf den Seiten 51, 56 und 57) eindeutig hervor. Der Manager besitzt eine gänzlich unzureichende Grundlage für starke Anforderungen dieser Art. Denn: Die Energiebereitstellung erfolgt schon bei der für einen körperlich so aktiven Menschen sehr niedrigen Laufgeschwindigkeit von 2,0 Metern pro Sekunde hauptsächlich über die Verbrennung von Kohlenhydraten; der Respiratorische Quotient liegt bei 0,97 und der Laktatwert beträgt 2,9 Millimol pro Liter. Matthias Z. befindet sich bei diesem Tempo also bereits an seiner individuellen aerob-anaeroben Schwelle und hat die Stufe der ***intensiveren Grundlagenausdauer*** (GA I bis II) erreicht (siehe Kapitel 3.5.1). All dies deutet auf eine zu große Belastung hin. Mediziner sind davon überzeugt, dass 30-minütige Dauerbelastungen bei der Intensität GA I bis II mit einem großen Stress für das vegetative Nervensystem und das Abwehrsystem verbunden sind.

Die intensive Beanspruchung durch kurze Antritte beim Tennis bewirkt ebenfalls eine erhebliche Aktivierung des vegetativen Nervensystems – maßvoll betrieben würde das Match mit Freunden auf die Fitness von Matthias Z. positiv wirken. Mit seinem unbedingten Siegeswillen und seinem übertriebenen körperlichen Engagement dagegen setzt er seine Gesundheit aufs Spiel. Denn mit der Intensität der Belastung in Verbindung mit psychischem Stress steigt das Risiko für Herz-Kreislauf-Erkrankungen, aber auch für Krankheiten in Folge eines gestörten körpereigenen Abwehrsystems wie zum Beispiel Krebs (siehe Kapitel 4.2/4.2.5).

Wer es bei **Spielsportarten** wie Tennis, Badminton etc. nicht auf die wettkampfähnliche Situation anlegt, sondern lediglich den Ball im Spiel hält, der fördert Koordination und Leistungsfähigkeit. Aber wer spielt heute noch so?

Wenn Matthias Z. so weiterlebt wie bisher, kann ihn ein ähnliches Schicksal wie den 53-jährigen Unternehmer aus Kapitel 2.1 ereilen. Dieser hatte sich nach jahrelangem sportlichem Engagement einer für ihn unerwarteten Herzoperation unterziehen müssen.

Trainingsprogramm „Laufen"

Auf der Basis der Belastungsanalyse wird Matthias Z. folgendes Bewegungsprogramm „verschrieben":

- ***Regeneration/Fettverbrennung*** (siehe Kapitel 3.5.1); in dem Bereich der Regeneration befindet sich der 44-jährige Manager bei einer Herzfrequenz von etwa 135 Pulsschlägen pro Minute. Um diese Belastungsintensität zu erreichen, muss er ein 30-minütiges äußerst leichtes Lauftraining absolvieren (Alternativen: schnelles Gehen oder Inline-Skating). Zwei bis drei Einheiten pro Woche sind ausreichend. Bereits nach etwa sechs bis acht Wochen wird er seine Grundlagenausdauer – in Verbindung mit den ihm „verordneten" Dehn- und Kräftigungsübungen – deutlich verbessert haben und damit der enormen Belastung beim Tennisspiel besser gewachsen sein.

- Ein moderates Lauftraining zwei- bis dreimal wöchentlich für 30 Minuten, kombiniert mit ein oder zwei ***„Tennismatches"*** pro Woche ist optimal, um Fitness und Leistungsfähigkeit auszubauen und Krankheiten vorzubeugen. Nach jedem Spiel sollte Matthias Z. 15 Minuten bei einer Herzfrequenz von 135 auslaufen oder schnell gehen, um das vegetative Nervensystem langsam „herunterzufahren" und zur Ruhe zu kommen.
- Dem Manager wird empfohlen, ***nach besonders „stressigen" Arbeitstagen*** ganz auf das Ballspiel zu

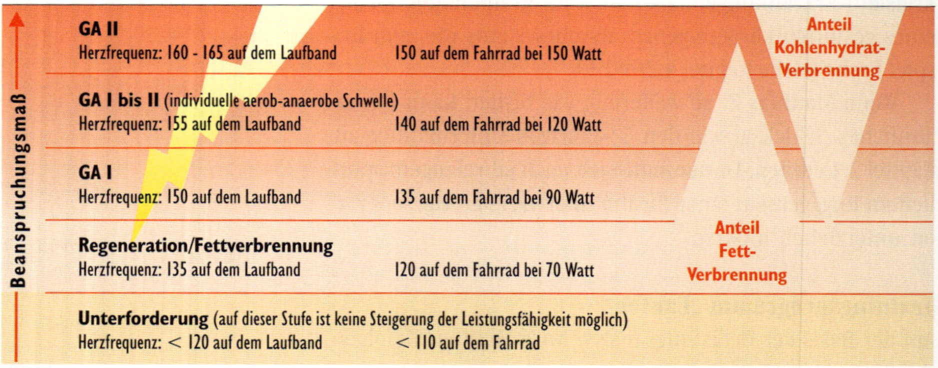

3.8 *Belastungsintensität und Herzfrequenzvorgaben am Beispiel eines 44-jährigen Managers*

verzichten und sich auf das Laufen (Herzfrequenz: 135) zu beschränken. ***Alternative: Rad fahren*** bei 70 Watt auf dem Ergometer; die Herzfrequenz sollte in diesem Fall bei 120 Pulsschlägen pro Minute liegen (siehe Abbildung 3.8).

3.6 Mit maßvoller Bewegung Erfolge verbuchen – das Ergebnis

Nach drei Monaten moderatem Training unterziehen sich die Testpersonen Matthias Z. und Petra W. erneut einer Belastungsanalyse, um zu sehen, was das Bewegungsprogramm zwischenzeitlich bewirkt hat.

3.6.1 Belastungsanalyse nach drei Monaten moderatem Training am Beispiel einer 51-jährigen Unternehmerin

■ ***Bewegung macht Beine***
„Das zügige Gehen strengt mehr an als ich geglaubt hätte", meint Petra W. nach drei Tagen Training. Vier Wochen später kann sie über diese Aussage nur lachen. Sie muss jetzt laufen, um genauso aus der Puste zu sein wie zu Anfang beim Gehen. Erfolg motiviert, vor allem wenn man's schwarz auf weiß hat: Das Herzfrequenzmessgerät zeigt nur noch beim Laufen die für die Stufe der Regeneration/Fettverbrennung notwendigen 130 Pulsschläge pro Minute an. Die Wattzahl bei der Fahrrad-Ergometrie weist ebenfalls erhöhte Werte auf, und die „Schlagzahl" beim Golfen hat die 51-jährige Unternehmerin verdoppelt: Sie spielt jetzt zweimal pro Woche auf dem Grün.

Die Situation der Psyche
In einem gesunden Körper wohnt ein gesunder Geist – dieser Spruch hat sich bereits nach drei Monaten moderatem Training für Petra W. als wahr erwiesen. In dem Maße, wie sich ihre körperliche Fitness verbessert hat, steigt auch die Gelassenheit der Unternehmerin in beruflichen Belangen. Das Ergebnis ist messbar: Die aus den Urinanalysen berechneten Werte, die Aufschluss über den Zustand ihres „Nervenkostüms" geben, zeigen ein völlig verändertes Tagesprofil (siehe Abbildung 3.9). ***Zu keinem Zeitpunkt*** ist die 51-Jährige ***unruhig oder nervös***. Während der Arbeitszeit befindet sie

sich durchweg in Phase II, charakterisiert durch optimale Konzentrationsfähigkeit und Belastbarkeit. Bereits um 22.40 Uhr (vorher: 0.50 Uhr) hat sie die nötige „Bettschwere“ erreicht.

Uhrzeit der Probenentnahme vor Beginn des Trainings	nach drei Monaten		Aktivitätszustand
06.30 Uhr 09.40 Uhr 11.13 Uhr 13.50 Uhr 19.55 Uhr		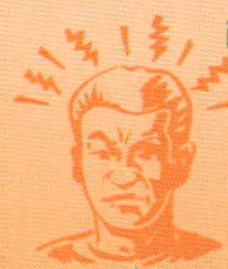	**in Phase I** charakterisiert durch innere Unruhe und Nervosität
21.10 Uhr 22.45 Uhr	10.00 11.35 13.50 15.40 18.50	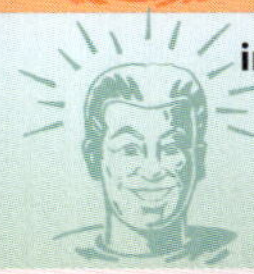	**in Phase II** charakterisiert durch optimale Konzentrationsfähigkeit und Belastbarkeit
00.50 Uhr	06.30 20.30 22.40	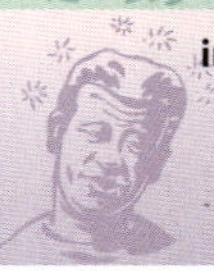	**in Phase III** charakterisiert durch Müdigkeit und Antriebslosigkeit; ein erholsamer Schlaf ist möglich

3.9 *Aktivität des vegetativen Nervensystems (ermittelt mit Hilfe der Urinanalyse und eines speziellen Berechnungsverfahrens*) zu unterschiedlichen Tageszeiten bei einer 51-jährigen Unternehmerin vor und nach drei Monaten moderatem Training.*

Muskeln, Herzfrequenz und Blutanalyse

Innerhalb von wenigen Wochen ist aus der „ungelenken“ 51-jährigen Unternehmerin eine moderate Sportlerin geworden. Die Dehnfähigkeit ihrer Muskeln hat sich deutlich verbessert und ihre körperliche Leistungsfähigkeit ist während des dreimonatigen Bewegungsprogramms gestiegen. Ging sie zu Beginn noch zügig spazieren, kann sie mittlerweile ein leichtes Lauftraining absolvieren, ohne sich deshalb mehr anzustrengen. Zum Vergleich: Bei einer Geschwindigkeit von 1,6 Metern pro Sekunde lag die Herzfrequenz anfangs bei 136 Pulsschlägen pro Minute und der Respiratorische Quotient (RQ) – als Maß für die Energiebereitstellung durch Kohlenhydrate oder Fette – bei 0,87. Nach nur drei Monaten moderatem Training liegt der RQ bei der gleichen Belastungsstufe von 1,6 Metern pro Sekunde nur noch bei 0,68 und die Herzfrequenz bei 113 Schlägen pro Minute (siehe Abbildung 3.10). Dies ist ein eindeutiger Beweis für die Zunahme der Leistungsfähigkeit.

* Analyse- und Messmethode zur Bestimmung von Stresshormonen nach neuesten wissenschaftlichen Untersuchungen von Prof. Dr. med. E. *Zimmermann* entwickelt

■ *Persönliche Stellungnahme*

„Meine beruflich angespannte Lage und die zunehmend hohe Erwartungshaltung an die Aufgaben einer Unternehmerin mit 250 Mitarbeitern haben mich früher in erhebliche psychische Konflikte gestürzt. Heute, nach drei Monaten moderatem Training, ist das anders. Streitpotentiale gibt es zwar jetzt auch noch, aber ich gehe wesentlich gelassener mit diesen Problemen um. Ich bin ein ganz anderer Mensch geworden.

Geschwindigkeit Meter/Sekunde*	Herzfrequenz Pulsschläge/Min.	Blutlaktatwert Millimol/Liter	Respiratorischer Quotient Kohlendioxid/Sauerstoff
1,4	125 → 102	1,30 → 0,6	0,72 → 0,65
1,6	136 → 113	1,96 → 1,0	0,87 → 0,68
1,8	141 → 122	2,90 → 1,5	0,95 → 0,75
2,0	158 → 139	4,10 → 1,9	1,04 → 0,83
2,2	167 → 146	6,22 → 2,4	1,19 → 0,94
2,5	→ 155	→ 3,2	→ 0,97

* Belastungstest in mehreren Stufen, analog Abb. 3.3

3.10 Herzfrequenzen, Blutlaktatwerte und Respiratorische Quotienten nach Belastungssteigerung auf dem Laufband; 51-jährige Unternehmerin vor und nach drei Monaten moderatem Training.

Dabei ist die Möglichkeit, mit einem gezielten, auf meine persönlichen Voraussetzungen ausgerichteten Bewegungsprogramm die psychische Anspannung besser bewältigen zu können, bei mir zunächst auf große Skepsis gestoßen. Die Ergebnisse haben mich jedoch restlos überzeugt. Ich hätte nie geglaubt, mit so einfachen Mitteln und ohne große Anstrengung solche Erfolge zu erzielen.

In der Schule bin ich keine besonders gute Sportlerin gewesen. Wenn es bereits damals diese Art des Trainings nach vorbeugend-medizinischen Gesichtspunkten gegeben hätte, wäre ich bestimmt wesentlich früher aktiv geworden.

Petra W.

Halle, den 24. März 1998“

Die gestiegene körperliche Leistungsfähigkeit von Petra W. hat sich nachhaltig in einer stabilen Psyche niedergeschlagen. Die 51-jährige Unternehmerin ist jetzt in der Lage, Stress besser zu „tolerieren“. Wenn sie sich weiter an die Vorgaben des Bewegungsprogramms hält, wird sie in Situationen erhöhter Anspannung auch künftig gelassener bleiben – mit der Aussicht auf dauerhafte Gesundheit und der Möglichkeit, sich auf das Wesentliche zu konzentrieren und sich bei dem Austragen von Konflikten nicht an mehreren Fronten zu verzetteln.

3.6.2 Belastungsanalyse nach drei Monaten moderatem Training am Beispiel eines 44-jährigen Managers

Ausgeschlafen und entspannt
Früher zählte für Matthias Z. nur das Tennismatch bis zur totalen Erschöpfung. Der Manager schlief schlecht, war ständig gereizt und im Beruf von Tag zu Tag mehr überfordert. Jetzt, drei Monate nachdem er mit dem Bewegungsprogramm begonnen hat, ist er ausgeglichen und fühlt sich rundum wohl. Der Stress von damals steht ihm längst nicht mehr ins Gesicht geschrieben: Er ist morgens ausgeschlafen und entspannt, absolviert regelmäßig sein Lauftraining und – das ist ihm besonders wichtig – er muss auf die Tennisspiele nicht ganz verzichten.

Nicht nur beruflich, auch privat läuft sein Leben jetzt in ruhigerem Fahrwasser. Der 44-Jährige gönnt sich schon einmal eine Auszeit, um so erholter kann er anschließend wieder ans Werk gehen. Die positive Veränderung wurde auch von seiner Frau bemerkt, die bislang zu der unsportlichen Fraktion zählte, jetzt aber dem Beispiel ihres Mannes folgen will.

Die Situation der Psyche

Psychisch steht Matthias Z. längst nicht mehr so unter Druck wie noch vor drei Monaten. Seine ständige Unruhe ist geschwunden, sein vegetatives Nervensystem zur Ruhe gekommen. Zu keinem Tageszeitpunkt befindet er sich in Phase I wie noch zu Beginn des Bewegungsprogramms (siehe Abbildung 3.11). Er hat diesen Zustand, charakterisiert durch große Nervosität, gegen Phase II – ***optimal konzentriert und belastbar*** – eingetauscht; den Anforderungen im Beruf ist er dadurch wesentlich besser gewachsen. Nachts kommt der

Manager jetzt sogar in Phase III an. Müdigkeit zum richtigen Zeitpunkt ist für Matthias Z. jetzt also keine Unbekannte mehr.

Resümee: Der 44-Jährige kann dank des moderaten Trainings wieder hervorragend schlafen. Er hat gelernt, mit Stress richtig umzugehen, und seine Lebensqualität ist dadurch um ein Vielfaches gestiegen.

Uhrzeit der Probenentnahme		Aktivitätszustand
vor Beginn des Trainings	nach drei Monaten	
06.00 Uhr 08.00 Uhr 10.30 Uhr 12.50 Uhr 13.30 Uhr 18.30 Uhr		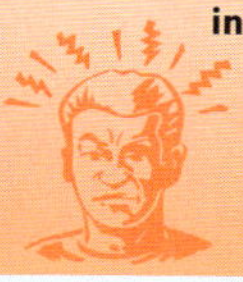 **in Phase I** charakterisiert durch innere Unruhe und Nervosität
20.00 Uhr 23.00 Uhr	06.50 08.35 10.40 12.50 15.30 18.20	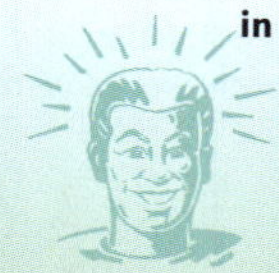 **in Phase II** charakterisiert durch optimale Konzentrationsfähigkeit und Belastbarkeit
	21.20 23.10	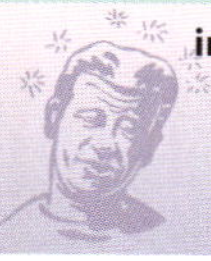 **in Phase III** charakterisiert durch Müdigkeit und Antriebslosigkeit; ein erholsamer Schlaf ist möglich

3.11 Aktivität des vegetativen Nervensystems (ermittelt mit Hilfe der Urinanalyse und eines speziellen Berechnungsverfahrens) zu unterschiedlichen Tageszeiten bei einem 44-jährigen Manager vor und nach drei Monaten moderatem Training.*

Muskeln, Herzfrequenz und Blutanalyse

Der 44-jährige Manager hat sich innerhalb von drei Monaten eine hervorragende Grundlagenausdauer angeeignet, auf deren Basis er ohne ein Risiko für seine Gesundheit sogar ein- bis zweimal pro Woche Tennis spielen kann. Die körperliche Leistungsfähigkeit ist mit Hilfe des Lauf- und Fahrradtrainings (dreimal wöchentlich jeweils 30 Minuten sowie Dehn- und Kräftigungsgymnastik) deutlich gestiegen. Matthias Z. kann jetzt bei der gleichen Herzfrequenz von 154 Pulsschlägen pro Minute wesentlich schneller laufen (2,6 Meter pro Sekunde) als noch zu Beginn des Programms (2,0 Meter pro Sekunde; siehe Abbildung 3.12). Auch auf dem Fahrrad bringt der Manager mehr in Bewegung: Auf der Stufe der Regeneration/Fettverbrennung konnte er vor Aufnahme des Trainings 70 Watt treten, jetzt schafft er bei gleicher Belastung 160 Watt.

Die Einstellung von Matthias Z. zum Sport hat sich vollkommen geändert. Widmet er zwei- bis dreimal pro Woche dem Tennismatch, gilt stets die Maxime: Ball im Spiel halten

* Analyse- und Messmethode zur Bestimmung von Stresshormonen nach neuesten wissenschaftlichen Untersuchungen von Prof. Dr. med. E. *Zimmermann* entwickelt

und keine wettkampfähnliche Belastungssituation herbeiführen. Nach besonders anstrengenden Arbeitstagen vertraut er den Empfehlungen der Sportwissenschaftler und verzichtet ganz auf das Spiel.

Geschwindigkeit Meter/Sekunde*	Herzfrequenz Pulsschläge/Min.	Blutlaktatwert Millimol/Liter	Respiratorischer Quotient Kohlendioxid/Sauerstoff
1,8	145 → 122	2,2 → 0,7	0,86 → 0,62
2,0	153 → 130	2,9 → 1,1	0,97 → 0,71
2,2	162 → 138	3,6 → 1,5	1,05 → 0,84
2,4	169 → 145	4,9 → 1,9	1,10 → 0,89
2,6	176 → 154	6,4 → 2,7	1,19 → 0,93
2,8	→ 165	→ 3,4	→ 1,01

* Belastungstest in mehreren Stufen, analog Abb. 3.5

3.12 *Herzfrequenzen, Blutlaktatwerte und Respiratorische Quotienten nach Belastungssteigerung auf dem Laufband; 44-jähriger Manager vor und nach drei Monaten moderatem Training.*

Persönliche Stellungnahme

„Meine Stresstoleranz ist in den vergangenen drei Monaten unglaublich gestiegen. Tagsüber kann ich mich wesentlich besser konzentrieren und ich fühle mich viel ausgeglichener als früher. Die Aufnahme des moderaten Trainings hat außerdem zu einer erheblichen Leistungssteigerung geführt.

Ich habe bisher viele mentale Techniken kennen gelernt, um mit dem alltäglichen Stress besser umgehen zu können, aber keine hatte den durchschlagenden Erfolg wie das Bewegungsprogramm. Ich kann jedem Menschen empfehlen – egal ob sportlich oder bisher inaktiv –, sich einmal gründlich untersuchen zu lassen und dann mit einem moderaten Training zu beginnen.

Das Umstellen meines bisherigen Verhaltens – mich zwei- bis dreimal wöchentlich beim Tennis so richtig auszutoben – ist mir anfangs sehr schwer gefallen. Jetzt aber hat für mich ein neuer Lebensabschnitt angefangen. Meine Frau habe ich mittlerweile auch 'infiziert', obwohl sie bislang ein absolut überzeugter Bewegungsmuffel war. Die schweißtreibenden Bilder aus den Aerobic-Studios haben sie immer davon abgehalten, aktiv zu werden. Jetzt hat sie gelernt, anhand der Vorgaben moderat zu trainieren, und es macht ihr unglaublichen Spaß.

Matthias Z.
Hamburg, den 25. Mai 1999"

3.7 Belastungsanalyse bei 80 Managern

Wie dem beruflich extrem in Anspruch genommenen 44-jährigen Matthias Z. geht es vielen seiner Zeitgenossen – zum Beispiel 80 Managern, die sich ebenfalls einer Belastungsanalyse unterzogen haben (siehe Abbildung 3.13).[6] Der Body Maß Index von 27,9 kg/m² wies bei einem durchschnittlichen Alter von 46,9 Jahren auf ein leichtes Übergewicht der Testpersonen hin. 51 Prozent spielten zweimal pro Woche Tennis und einmal wöchentlich Golf. 14 Prozent joggten ein- bis zweimal in der Woche, und 35 Prozent waren bis zum Zeitpunkt der Untersuchung inaktiv.

Body Maß Index

BMI = Körpergewicht in Kilogramm : (Größe in Metern)²; der Body Maß Index steigt mit zunehmendem Alter etwas an. Bei 31- bis 48-Jährigen sollte er bei etwa 21 bis 26 liegen.

Die „sportlichen Manager" wiesen vor Beginn des Trainings große Defizite hinsichtlich ihrer Voraussetzungen für intensive körperliche Belastungen auf. Den aktiven Golf- und Tennisspielern ging bereits bei einem 30-minütigen, leichten Lauftraining von 1,8 Metern pro Sekunde (Übergang zwischen Gehen und Laufen) die „Luft" bzw. der Sauerstoff aus: Sie erreichten bei diesem Tempo ihre individuelle aerob-anaerobe Schwelle und verbrannten hauptsächlich Kohlenhydrate (siehe Kapitel 3.5.1/4.3), was auf eine gesundheitlich bedenkliche Belastung hindeutet. Die Folge kann zum Beispiel ein stark aktiviertes (angespanntes) vegetatives Nervensystem sein. Die Psyche wird damit doppelt belastet: tagsüber im Beruf und abends beim Sport. Die meisten Versuchspersonen bemerkten nicht einmal, dass sie mit der körperlichen Aktivität die Grenze ihrer Belastbarkeit erreicht hatten. Im Gegenteil: Da sie sich wie der 44-jährige Manager Matthias Z. nach dem intensiven Sport am Feierabend sehr gut fühlten, hatten sie die gesundheitlichen Gefahren unterschätzt (siehe auch Endorphine, Kapitel 2.1.1).

Die Lage der inaktiven Manager sah ähnlich aus. Ihre Psyche war gestresst, ihre körperliche Fitness war jedoch erwartungsgemäß etwas schlechter als die der Sporttreibenden. Sie waren bereits bei einer Gehgeschwindigkeit von 1,6 Metern pro Sekunde „aus der Puste" und stießen an ihre Belast-

[6] Untersuchung von Saluto

barkeitsgrenzen. Um ihre Leistungsfähigkeit zu steigern, sollten die 80 Führungskräfte so schnell wie möglich mit einem Bewegungsprogramm beginnen. Die Beispiele des 44-jährigen Managers und der 51-jährigen Unternehmerin haben es

Stufe	Geschwindigkeit Meter/Sekunde	Belastung entspricht...	Herzfrequenz Schläge/Minute	Blutlaktatwert Millimol/Liter	Resp. Quotient Kohlendioxid/ Sauerstoff	Hauptsächlicher Energielieferant
1	1,4	etwas schnellerem Spaziergang	139	1,6	0,81	Fette
2	1,6	zügigem Spaziergang	147	2,0	0,92	Kohlenhydrate
3	1,8	Übergang Gehen und Laufen	158	3,2	0,96	Kohlenhydrate
4	2,0	ganz leichtem Lauf	169	4,9	1,01	Kohlenhydrate
5	2,2		176	6,4	1,10	Kohlenhydrate

3.13 Herzfrequenzen, Blutlaktatwerte und Respiratorische Quotienten mit ansteigender Belastung (Steigung: 1,5 %; Dauer pro Stufe: 3 Min.) auf dem Laufband bei 80 Managern (Durchschnittswerte).

gezeigt: Nach drei Monaten moderatem und individuellem Training kann die Situation dann bereits völlig anders aussehen.

Resümee

Sportliche Belastungen und täglicher Stress setzen eine entsprechende körperliche Konstitution voraus. Andernfalls erhöht sich auf lange Sicht das Risiko für Herz-Kreislauf- und Krebserkrankungen. Auch das allabendliche „Nichtstun" ist keine Alternative. Nur der moderate Weg des dosierten Trainings stärkt Immunsystem, Nerven und ist der Garant für ein gesundes und erfolgreiches Leben. Der tägliche Stress fällt mit der Bewegung zwar nicht weg, er lässt sich aber besser verarbeiten.

3.8 Testen Sie Ihre Belastbarkeit selbst

Wer die individuelle Belastungsanalyse nicht von einem darauf spezialisierten Institut vornehmen lässt, der kann einen etwas vereinfachten Test für den Hausgebrauch selbst durchführen. Wie bei der „professionellen" Belastungsanalyse wird dabei die für den Einzelnen optimale Herzfrequenz bestimmt – allerdings müssen Ungenauigkeiten einkalkuliert werden.

Voraussetzungen

- Achten Sie auf gutes Schuhwerk. Überprüfen Sie außerdem, ob Ihre Schuhe gleichmäßig abgelaufen sind. Wenn dies nicht der Fall ist, kann das bei langem Gehen oder Laufen zu Knieproblemen und Reizungen des Schienenbeins führen. Ist zum Beispiel ein Beckenschiefstand die Ursache, müssen Sie Einlagen tragen. Holen Sie im Zweifelsfall ärztlichen Rat ein.
- Das Gelände, auf dem Sie trainieren, sollte keine Steigung aufweisen.
- Kaufen Sie sich ein handliches Herzfrequenzmessgerät (Kosten: 99 bis 130 Mark).

Bestimmung der optimalen Herzfrequenz

- Legen Sie ein Testprotokoll nach folgendem Schema an:
  Ruheherzfrequenz: .... Schläge/min
  Herzfrequenz bei 4-er-Atemrhythmus .... Schläge/min
  Herzfrequenz bei 3-er-Atemrhythmus .... Schläge/min

- Messen Sie Ihre Ruheherzfrequenz: Setzen Sie sich 3 Minuten entspannt hin, ermitteln Sie dann Ihren Puls mit Hilfe des Herzfrequenzmessers und notieren Sie das Ergebnis im Testprotokoll.
- Gehen Sie vier Schritte und atmen in dieser Zeit einmal ein; gehen Sie weitere vier Schritte und atmen währenddessen einmal aus. Üben Sie diesen 4-er-Atemrhythmus etwa fünf Minuten lang ein.

Bei der während des 4-er-Atemrhythmusses ermittelten Herzfrequenz befinden Sie sich primär in der Phase der Fettverbrennung; Trainieren in diesem Bereich führt zu einer positiven Anpassungsreaktion des Immunsystems und Dämpfung des vegetativen Nervensystems. Mit dieser moderaten Bewegung können Sie Stress hervorragend abbauen.

- Erhöhen Sie jetzt Ihre Geschwindigkeit so lange, wie Sie in der Lage sind, den 4-er-Rhythmus beizubehalten. Messen Sie nach 10 Minuten Gehen die Herzfrequenz und tragen Sie diese ins Testprotokoll ein. Der so ermittelte Puls ist die Zielfrequenz, deren Wert Sie beim Trainieren künftig anstreben sollten.
- Steigern Sie Ihr Geh-/Lauftempo jetzt so, dass Sie innerhalb von jeweils drei Schritten ein- bzw. ausatmen. Bei diesem 3-er-Atemrhythmus erreichen Sie eine Belastungsintensität, die ein untrainierter Mensch anfangs nicht einmal 5 Minuten durchhalten kann. Notieren Sie nach etwa 5 Minuten Gehen oder Laufen bei dieser Belastungsstufe Ihre Herzfrequenz.
- Belastungen im 2-er-Atemrhythmus sind zu vermeiden. Sie haben eine zusätzliche Aktivierung des vegetativen Nervensystems zur Folge und erhöhen den Stress für beruflich und privat sowieso schon angespannte Menschen enorm.

3.8.1 So trainieren Sie richtig

Haben Sie die Belastungsanalyse durchgeführt, können Sie jetzt mit Ihrem persönlichen Trainingsprogramm beginnen.

- Wählen Sie beim Gehen den 4-er-Atemrhythmus und peilen Sie die im Rahmen Ihrer Belastungsanalyse ermittelte Zielherzfrequenz an. Werden Sie kurzatmiger, sind Sie zu schnell. Das Motto lautet: ohne Schnaufen zum Erfolg. Auf diese Art und Weise vermeiden Sie Erschöpfungszustände und verbessern innerhalb von nur 8 Wochen Ihre Leistungsfähigkeit, Stresstoleranz und Lebensqualität enorm.
- Während bisher Inaktive anfangs gehen werden, müssen sportlich Aktive wahrscheinlich bereits laufen, um ihre Zielfrequenz zu erreichen. Das Tempo und die zurückgelegte Strecke sind jedoch völlig uninteressant – entscheidend ist die Trainingszeit. Bewegen Sie sich zu-

nächst 3 Mal pro Woche für jeweils 30 bis 40 Minuten (zum Beispiel montags, mittwochs, freitags), später können Sie je nach Laune auch täglich trainieren. Die Höhe der für Sie optimalen Herzfrequenz hängt von der Sportart ab. Der im Rahmen der Belastungsanalyse beim Gehen ermittelte Puls kann daher nicht auf andere Sportarten wie Rad fahren, Schwimmen, Skilanglauf oder Inline-Skating übertragen werden. ***Hinweis:*** Beim Rad fahren und Schwimmen liegen die Herzfrequenzen ca. 8 Prozent niedriger als beim Laufen.

- Bereits nach einigen Wochen Training werden Sie Ihre Zielherzfrequenz bei der gleichen Geschwindigkeit nicht mehr erreichen. Sie müssen das Tempo jetzt erhöhen, um Ihren „alten" Puls anzupeilen. Am besten verfolgen Sie Ihre Fortschritte mit Hilfe eines Trainingsverlaufsprotokolls. In dieses können Sie auch Ihre Ruheherzfrequenz eintragen, die Sie vor jedem Training messen sollten und die Schwankungen unterliegen kann (siehe Kapitel 4.4.2).

Gehen oder Laufen ist für das Herz-Kreislauf-System effektiver als Rad fahren – sofern keine orthopädischen Schäden vorliegen. 20 Minuten zügiges Gehen hat die gleiche Wirkung wie 30- bis 40-minütiges Rad fahren. Dies liegt an der größeren Muskelmasse, die beim Gehen/Laufen bewegt werden muss.

Trainingsprotokoll

angestrebte Zielherzfrequenz im 4-er-Atemrhythmus: .... Schläge/Minute

Woche vom	Mo	Di	Mi	Do	Fr	Sa	So
Ruheherzfrequenz							
Trainingsherzfrequenz							
Trainingsdauer							
Anmerkungen (müde, erkältet, zu wenig getrunken...)							

3.14 So können Sie Ihren Trainingsverlauf protokollieren.

4
Körper und Bewegung – was steckt dahinter?

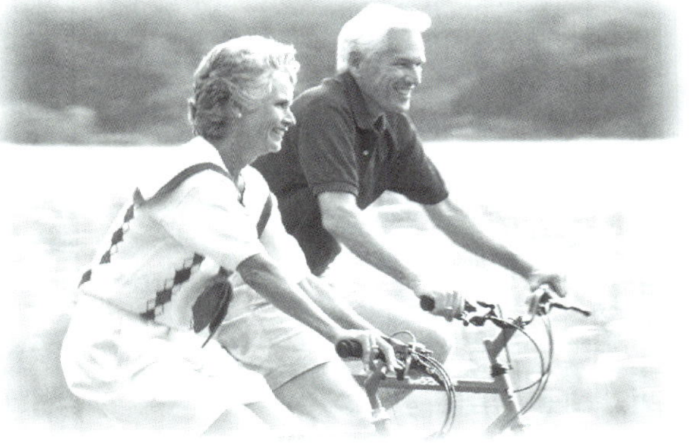

- Vegetatives Nervensystem und Psyche
- Immunsystem und Krebs
- Kohlenhydrat- und Fettverbrennung
- Kontrollinstanz Herzfrequenz
- Bewegung und Stoffwechsel

4 Körper und Bewegung – was steckt dahinter?

Untersuchung auf Herz und Lunge

Zwischen Blutabnahme und Laufband

■ ***Verzweifelt knibbelt Dr. Elmar Wienecke an meinem Ohrläppchen, sticht mit der Nadel immer wieder zu. „Ihr Blut ist zu dick", entschuldigt er sich: „Sie haben heute zu wenig getrunken." Doch schließlich gelingt es dem Mitbegründer von Saluto, der Gesellschaft für Sport und Gesundheit in Halle doch, einige Blutstropfen mit Hilfe einer Pipette abzuzapfen.***

Die benötigt er, um meine Blutwerte ermitteln zu lassen. Der Apparat in der Ecke des Labors berechnet innerhalb von wenigen Minuten, wie gut ich mit lebenswichtigen Mineralien versorgt bin, wie der Anteil von roten und weißen Blutkörperchen ist, wo mein Cholesterinspiegel liegt. In der Zwischenzeit beruhigen mich die Mitarbeiter von Saluto im Sportpark Halle: „90 Prozent der Menschen trinken zu wenig. Sie sind kein Einzelfall." Die direkte Folge: Das Blut wird zähflüssig, das Herz muss schwerer arbeiten. „Man darf mit dem Trinken nicht warten, bis man Durst hat", erläutert Wienecke: „Dann ist der Schwamm bereits trocken."

Die Apparatur im Hintergrund wirft einen Papierstreifen aus. Wienecke blickt darauf, nickt zufrieden. „Alles in Ordnung", sagt er, stutzt dann. „Die Cholesterinwerte sind 'n bisschen hoch, das sollte noch mal genauer untersucht werden." Seine Frage, ob ich in letzter Zeit intensiv Sport getrieben hätte, kann ich bejahen. „Daran kann's auch liegen."

Ja, der Sport. Um feststellen zu lassen, ob ich optimal trainiere, mich beim Laufen und Radfahren richtig belaste, bin ich hier. Denn, so die Erfahrung der beiden Wissenschaftler: „Die meisten Sportler trainieren zu hart.“ Dabei sei inzwischen doch erwiesen, dass man mehr erreiche, wenn weniger, dafür jedoch individuell angepasst trainiert werde.

Wichtige Kontrollgröße: die Zahl der Herzschläge pro Minute, die Herzfrequenz. Wenn ich die Räume im Sportpark Halle in zwei Stunden verlassen haben werde, halte ich auch Empfehlungen in der Hand, die mir sagen, bei welcher Herzfrequenz ich in welcher Disziplin den größten Trainingseffekt erziele und zugleich vor Überlastungen geschützt bin. Übrigens: Ablesen kann man die Herzfrequenz auf speziellen Uhren, die im Fachhandel erhältlich sind.

Nun dirigiert mich Christian Schürmann auf eine Liege im Nebenzimmer, legt mir Elektroden an Hand und Fuß an. Ein schwacher, nicht spürbarer Strom wird durch den Körper geleitet. Anhand der Messwerte lässt sich feststellen, wie das Verhältnis von Fett, Wasser und Muskeln aussieht. „Nur neun Prozent Fett“, murmelt Schürmann. Ganz ordentlich. Später rät er mir, nicht weiter abzuspecken: „Zu wenig ist auch nicht gut, dann fehlen im Zweifelsfall die Reserven.“

Nach dieser ersten Bilanz geht's weiter auf das Fahrrad. Schürmann stülpt mir eine Maske über. Spirometrie nennt sich das Verfahren, in dem mein Stoffwechsel unter Belastung kontrolliert wird. Stufenweise erhöht Schürmann den Widerstand. Schweiß rinnt meinen Rücken hinunter, ich fange an zu keuchen. Und immer wieder nimmt mir der Sportwissenschaftler Blut ab, misst die Laktatwerte. „Ein weiterer Mosaikstein, um die Leistungsfähigkeit festzustellen“, sagt er. In diesem Verfahren wird die Milchsäure gemessen, die bei Muskelarbeit zwangsläufig entsteht und ins Blut abgegeben wird. Mit anderen Worten: Es soll herausgefunden werden, wann meine Muskeln „übersäuern“.

Und noch eine Stufe legt Schürmann drauf. Ich spüre leichte Schmerzen im Oberschenkel. Mehr geht nicht. Später wird Schürmann sagen: „Sie trainieren das Radfahren optimal bei einer Herzfrequenz von 130 Schlägen pro Minute.“ Au ha, dann sollte ich meine Touren demnächst doch etwas langsamer angehen, lag ich doch zuletzt bei knapp unter 155.

Auf dem Laufband ein ähnliches Ergebnis. Auch dort stellte die Saluto-Mannschaft fest, dass ich meistens zu schnell unterwegs bin. Ich verspreche hoch und heilig, es einfach mal zu versuchen – auch wenn ich skeptisch bin. Heute, acht Wochen später, kann ich feststellen: Meine Runde am Stadtrand Bielefelds laufe ich deutlich schneller, bei geringerer Belastung. Ohne Verletzung, ohne Stress.

■ Neue Westfälische vom November 1995

Im Labor vor Ort

Als der 44-jährige Manager Matthias Z. sich den Ärzten und Sportwissenschaftlern zum ersten Mal anvertraut, nimmt er sich vor, hinter die Kulissen zu blicken. „Ich will nicht nur wissen, was die bei mir testen, sondern auch genau warum.“ Gesagt, getan. Er erkundigt sich bei den Spezialisten vor Ort nach den Ursachen, Symptomen und Therapiemöglichkeiten von Erkrankungen, lässt sich die Analysegeräte zeigen und Behandlungsmethoden erklären. „Wie funktioniert das Nervensystem, warum ist das gute Gefühl messbar, was hat Sport mit Krebs zu tun, wie kriegen Menschen ihr 'Fett weg'?“ Die Antworten, die Matthias Z. auf diese und viele andere Fragen bekommt, lesen Sie in diesem Kapitel.

4.1 Lebensqualität ist messbar – das Nervensystem

Das vegetative Nervensystem dient vor allem der Regulation der inneren Organe und ist willentlich nicht beeinflussbar. Es besteht aus den „Gegenspielern" Sympathikus und Parasympathikus. Der Sympathikus gilt als „Aktivierungs-" oder „Höchstleistungsnerv", der vor allem das Herz-Kreislauf-System und die Hormondrüsen anregt. Der Parasympathikus wirkt als „Erholungsnerv" dämpfend auf diese Systeme und aktiviert den Verdauungstrakt, die Leber und die Nieren.

Wenn der Mensch gestresst ist, „schüttet" der Sympathikus Stresshormone aus. Diese Botenstoffe lassen sich im Urin nachweisen, und aus ihrem Mengenverhältnis kann auf das psychische Befinden, das Maß an Stress geschlossen werden. Mit Hilfe der Urinanalyse und speziellen Berechnungsverfahren[1] werden Tagesprofile erstellt, welche die vegetative Verfassung der Testpersonen widerspiegeln. Die Lage der Psyche wird in drei Phasen eingeteilt (siehe Abbildung 4.2) und den Tageszeiten der Probenentnahme zugeordnet. Unterschieden werden die Zustände innere Unruhe, optimale Konzentrationsfähigkeit und Antriebslosigkeit.

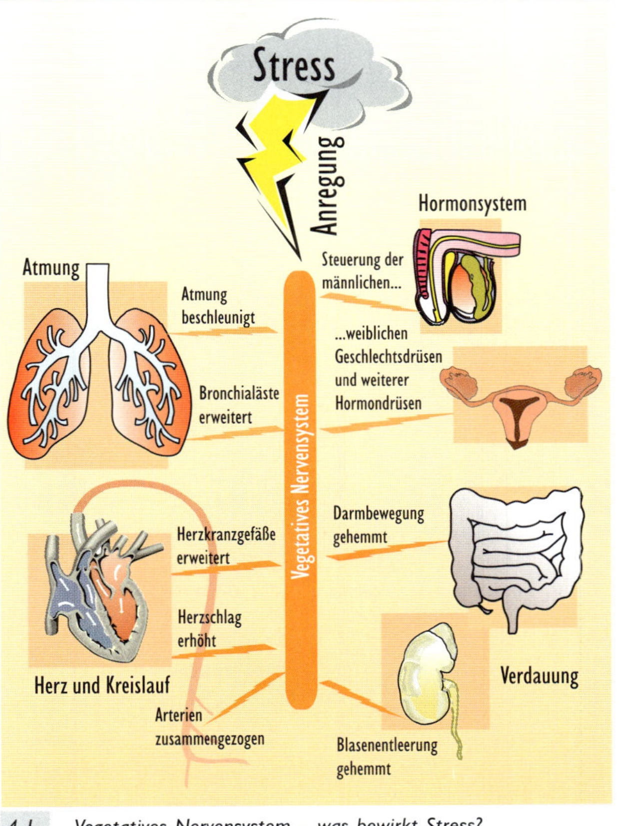

4.1 *Vegetatives Nervensystem – was bewirkt Stress?*

In Zeiten hoher Anspannung beispielsweise wird das vegetative Nervensystem beziehungsweise der Sympathikus stark aktiviert (Phase I). Die Folge ist eine vermehrte Produktion bestimmter Stresshormone, welche sich in der „Befindlich-

[1] Analyse- und Messverfahren nach neuesten wissenschaftlichen Untersuchungen von Prof. Dr. med. E. Zimmermann entwickelt.

keit“ niederschlagen. So führen beruflicher Stress, private Auseinandersetzungen oder besonders intensiver Sport zu Unruhe und Nervosität. Im Gegenzug kehrt Ruhe in den Organismus ein, wenn die aufputschenden Hormone fehlen. Wer sich in dieser Phase (III) befindet, kann herrlich träumen.

Die subjektive Einschätzung der psychischen Situation wird mit Hilfe der Urinanalyse objektivierbar und wissenschaftlich wider- oder belegbar. Im Fall des 44-jährigen Managers (dargestellt in Abbildung 4.3) stimmt die Einschätzung des Betroffenen im Großen und Ganzen mit den medizinisch ermittelten Werten überein, dagegen unterscheidet sich deutlich die daraus abgeleitete Schlussfolgerung. Matthias Z. fühlt sich nach dem intensiven Tennismatch prima, glaubt also, diese Art von Sport sei das Richtige für ihn. Seinem Körper geht es allerdings nur dem Anschein nach gut. Denn das vegetative Nervensystem wird durch die erschöpfende Weise seines Tennisspiels zu stark aktiviert. Zur Ruhe kommen kann er nach einer solch großen Belastung am Abend daher nicht.

Phase I	Phase II	Phase III
charakterisiert durch	charakterisiert durch	charakterisiert durch
innere Unruhe, Nervosität	sehr gute Belastbarkeit, Konzentrations- und Leistungsfähigkeit	Müdigkeit, Antriebslosigkeit
das vegetative Nervensystem ist gestresst	optimaler Bereich	Schlafphase, Zeit zum Entspannen

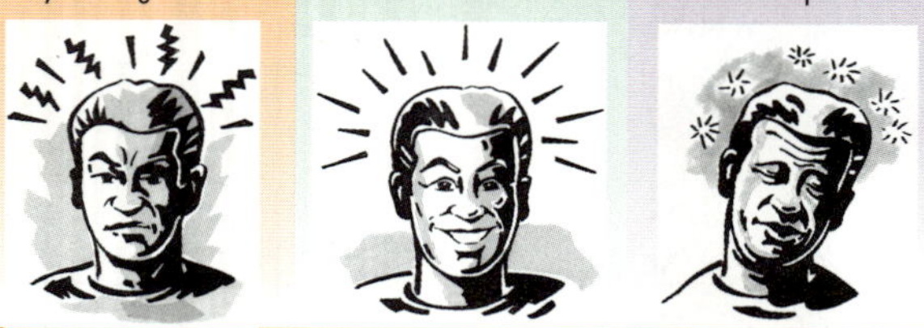

4.2 *Phasen unterschiedlicher Aktivität des vegetativen Nervensystems*

4.1.1 Maßvolle Aktivität beruhigt

Hätte der 44-jährige Manager moderat Tennis gespielt, wäre es um seine Psyche besser bestellt gewesen. Denn ***Bewegung in Maßen*** hat einen beruhigenden, dämpfenden Einfluss auf das vegetative Nervensystem.

Vor allem die dosierte, an der Leistungsfähigkeit des Einzelnen ausgerichtete Aktivität zeigt Wirkung: Der Zustand höchster Erregung (Phase I) tritt immer seltener auf, und es findet eine Verschiebung in Richtung optimale Konzentrationsfähigkeit und Belastbarkeit (Phase II) statt. Auch die Entspannungsphase III, die stark unter Druck stehende Menschen oft gar nicht mehr erreichen, kommt wieder zu ihrem Recht, so dass der Körper sich nachts von der täglichen Anspannung erholen kann. Wer regelmäßig, aber mäßig trainiert, kann Stress daher besser wegstecken.

Uhrzeit der Probennahme	Laut Urinanalysen und deren Auswertung befindet sich der Manager in...	Persönliche Einschätzung
06.00 08.00 10.30 12.50 13.30 18.30	**Phase I** unruhig und nervös 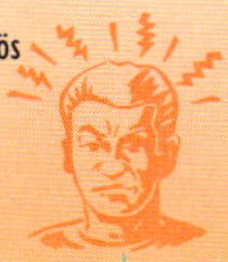	innere Unruhe, schlecht geschlafen nervös, reagiert im Laufe des Tages mehrmals aggressiv auf die konstruktive Kritik seiner Mitarbeiter
20.00 23.00	**Phase II** belastbar und konzentriert 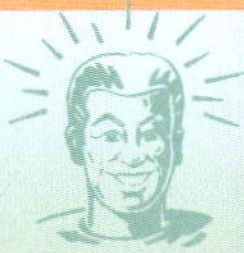	spielt intensiv Tennis, fühlt sich prima will, aber kann nicht schlafen
	Phase III müde und schlapp 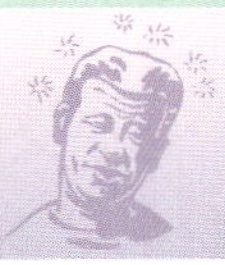	

4.3 *Subjektive Einschätzung der psychischen Situation im Vergleich zu den aus Urinproben errechneten, objektiven Werten im Verlauf eines Tages am Beispiel eines 44-jährigen Managers*

Beim ***Hochleistungssport*** wird Stress nicht kompensiert, sondern sogar noch gesteigert, weil das vegetative Nervensystem durch die Belastung permanent aktiviert wird. Die Ausübung allzu schweißtreibender Sportarten führt daher langfristig zu großen gesundheitlichen Problemen.

Auch ***Untätigkeit*** ist nicht die richtige Lösung, um den täglichen Druck besser zu kompensieren. In diesem Fall ist der Organismus nicht oder nur ungenügend „trainiert“, um dem Stress und den Anforderungen, die das Leben stellt, gewachsen zu sein.

Stellungnahme eines Unternehmers aus Bochum

„Nach einem zwölf- bis dreizehnstündigen Arbeitstag habe ich mir mit meinen Tennisfreunden jahrelang zwei- bis dreimal pro Woche harte, aber faire Spiele geliefert. Ich dachte, so den optimalen persönlichen Ausgleich für meine beruflich angespannte Situation zu schaffen. Nach meiner Herzoperation, einer Phase des Nachdenkens und durch die mit Hilfe der Belastungsanalyse erworbenen Kenntnisse ist mir

erst klar geworden, wie negativ extrem betriebener Sport auf den Körper wirkt. Viele meiner Freunde haben sich mittlerweile ebenfalls untersuchen lassen und eine völlig andere Einstellung zur Bewegung entwickelt.

Ich habe mich an die medizinischen Vorgaben gehalten und eine gute Grundlage aufgebaut, so dass ich jetzt auch stärkeren Belastungen gewachsen bin. Heute spiele ich wieder einmal in der Woche Tennis, zweimal in der Woche absolviere ich für jeweils 30 bis 40 Minuten ein leichtes Lauftraining, und bei schlechtem Wetter trainiere ich mit dem Fahrrad. Ich fühle mich ruhig und entspannt, kann gut schlafen und freue mich auf jeden Tag.

Kurz nach meiner Herzoperation hätte ich nicht geglaubt, jemals wieder Tennis spielen und das Leben so unbeschwert genießen zu können.

Werner O.[2]
Bochum, den 7. März 1998"

4.2 „Gestresstes" Immunsystem

Kaum jemand schätzt seine Leistungsfähigkeit richtig ein

Millionen Hobbysportler gefährden ihre Gesundheit

■ „Sport ist Mord", sagen die Kollegen, die abends lieber auf dem Sofa hocken. „Zu viel Sport, dazu noch in Kombination mit starker beruflicher Belastung, kann tatsächlich krank machen", sagt der Herforder Sportwissenschaftler Dr. Elmar Wienecke. „Untersuchungen haben ergeben, dass bis zu 90 Prozent jener Hochleistungssportler, denen eigentlich die körperliche Grundlage fehlt, eher krebskrank werden." Ihr Immunsystem ähnele dem eines Aids-Patienten, zitiert er den Kölner Wissenschaftler Gerhard Uhlenbruch. Der Körper sei extrem anfällig.

Für die verdutzten Zuhörer, die kurz davor sind, ihre Sportschuhe in die nächste Mülltonne zu kicken, hat er

[2] Name geändert

einen Rat parat: „Nach persönlicher Leistungsfähigkeit trainieren, individuell angepasst.“ Damit könne man nicht nur gesundheitliche Schädigungen vermeiden, sondern auch einen größeren Trainingseffekt erzielen. Doch allzu häufig gelte immer noch die Maxime: "Je mehr ich mich anstrenge, desto besser."

Ein weiteres Problem sei die mangelnde Fähigkeit der meisten Menschen, ihre Leistungsfähigkeit richtig einzuschätzen. „80 Prozent der Hobbysportler belasten sich zu hoch“, zitiert Wienecke einschlägige Untersuchungen. Dass sie die (Über-) Anstrengungen dennoch als angenehm empfinden, liege an den so genannten Endorphinen. Diese Hormone schüttet der Körper aus, wenn er stark in Anspruch genommen wird. Das kurzzeitige Rauschempfinden sei zwar nicht unangenehm, verhindere jedoch eine realistische Einschätzung des eigenen Fitnessgrades.

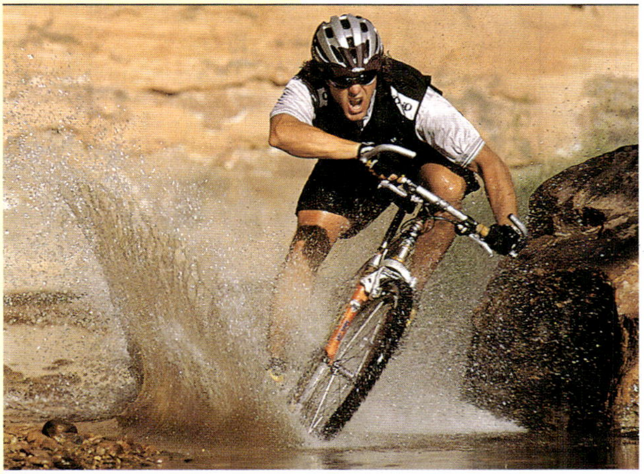

4.4 Solche Bilder sollten der Vergangenheit angehören. Wer Sport als Ausgleich betreibt und seinem Körper nicht noch mehr Stress zumuten will, der darf ihm keine Höchstleistungen abverlangen.

Markus F. (Name geändert) ist so ein Sportler der harten Sorte. Mit seinem Mountainbike flitzt der 23-jährige Student fünfmal in der Woche durch den Teutoburger Wald, belastet sich an den Steigungen „bis zum Anschlag“. „Das stärkt vielleicht die Willenskraft“, sagt Wienecke. „Seinem Körper tut es allerdings überhaupt nicht gut.“ Die Untersuchung der Harnstoffwerte bringt's an den Tag – Erholung findet bei Markus F. nicht mehr statt.

Krankheiten und Verletzungen sagt Wienecke dem Studenten voraus – falls er sein Training nicht umstelle.

Schließlich hat er's schwarz auf weiß. Er sollte seine Sporteinheiten schleunigst reduzieren, weniger und mit geringerer Intensität trainieren. Wienecke: „Und das wird trotzdem einen enormen Effekt haben."

■ Neue Westfälische vom November 1995

„Hochleistungssportler weisen das Immunsystem eines AIDS-Patienten auf", „Millionen Hobbysportler gefährden ihre Gesundheit" – so und ähnlich lauten die Schlagzeilen der Medien. Alles nur Panikmache? Keineswegs! Mittlerweile ist der Zusammenhang zwischen körperlichem bzw. geistigem Stress und einem geschwächten Abwehrsystem wissenschaftlich bewiesen. Sie kennen das Phänomen sicherlich aus eigener Erfahrung: Zwei Wochen Programm ohne Pause – und schon ist die Erkältung da.

Jeder von uns sieht die schweißtreibenden und bis zur Erschöpfung kämpfenden Profifußballer, Tennisspieler und Leichtathleten – strotzend vor Kraft und Gesundheit. Bewunderung und Anerkennung angesichts ihrer physischen Leistungsfähigkeit sind ihnen gewiss. Bei näherer Betrachtung wird allerdings klar: Auch Sportler sind nur Menschen, die Infektanfälligkeit der Athleten steigt mit zunehmender Belastung ebenso wie die von Otto Normalverbraucher. Der Leistungssportler setzt sich sogar einem weit höheren Risiko aus, da er sich ständig entlang seiner körperlichen Grenzen bewegt.

GLYKOGEN
dient als Energiespeicher, der bei kurzen Anstrengungen oder bei Hunger mobilisiert wird.

4.2.1 Das Open-Window-Syndrom bei Sportlern

Wie lassen sich die Infekte nach intensiven physischen Belastungen erklären? Fachleute sprechen vom Open-Window-Syndrom[3], da sich der Körper nach einer anstrengenden Tätigkeit tatsächlich wie ein Gebäude mit offenen Fenstern verhält. Denn der Organismus braucht jetzt Zeit, um sich zu regenerieren. So dauert es etwa 36 Stunden, bis die leeren Glykogenspeicher wieder gefüllt sind. Auch das Immunsystem ist aktiv und mit der Beseitigung zerstörter Muskelzellen beschäftigt.

[3] Der Begriff Open-Window-Syndrom wurde von *Neumann* geprägt.

Wenn in einem solchen Moment Viren oder Bakterien eindringen, haben sie leichtes Spiel und werden nur mit gedämpfter Kraft bekämpft. Zudem ist der Cortisolspiegel nach einer körperlich intensiven Belastung zwei- bis dreimal so hoch wie im Normalzustand. Die Folge: Das Immunsystem wird „heruntergefahren“, was den Eindringlingen Tür und Tor öffnet.

Kommen außer der körperlichen Anstrengung noch andere Faktoren wie beispielsweise durchnässte Kleidung hinzu, friert der Sportler oder belastet er sich erneut zu früh, dann ist die Wahrscheinlichkeit groß, sich eine Erkältung „einzufangen“. Langjährige Erfahrungen zeigen, dass diese Situation häufig am dritten Tag nach der außergewöhnlichen Belastung eintritt.

Vitamine und Spurenelemente – Bausteine für das Immunsystem

Die ausreichende Versorgung mit Vitaminen und Spurenelementen kann vorbeugend gegen Infekte wirken. Denn diese Substanzen sind zum Beispiel für den Aufbau körpereigener Aminosäuren unentbehrlich, die als Bausteine für die Abwehrzellen des Immunsystems benötigt werden (siehe Abb. 4.5) und somit Teil der Schutztruppen gegen Eindringlinge sind.

Vitamine	A, B-Gruppe, C, E, Folsäure
Vitaminoide	Beta-Carotin
Mineralstoffe/ Spurenelemente	Zink, Selen, Magnesium, Kupfer, Eisen

4.5 *Für das körpereigene Abwehrsystem wichtige Vitamine, Vitaminoide und Mineralstoffe bzw. Spurenelemente*

Wer sich nicht richtig ernährt, setzt die Abwehrkräfte des Körpers leichtfertig aufs Spiel. Das Immunsystem braucht Eiweiße, Fette und Kohlenhydrate sowie Vitamine, Mineralstoffe bzw. Spurenelemente.

Atemwegsinfektionen bei Spitzensportlern

„Spitzensport macht krank“ – stark vereinfacht und überspitzt trifft dieses Motto tatsächlich zu. Studien belegen, dass zum Beispiel Infekte der Atemwege bei Hochleistungsathleten sehr viel häufiger auftreten als bei Menschen, die sich „normal“ bewegen. So ergab eine Befragung von Marathonläufern kurz vor der Teilnahme am „Los Angeles Marathon“, dass die

Erkrankungsrate mit der Zunahme des Trainingsumfanges gestiegen war (siehe Abb. 4.6).[4]

Eine Untersuchung mit schwedischen Orientierungsläufern der Spitzenklasse führte zum gleichen Ergebnis: Verglichen mit weniger aktiven Personen kam es bei den Sportlern über das Jahr verteilt wesentlich häufiger zu Atemwegsinfektionen (siehe Abb. 4.7).[5]

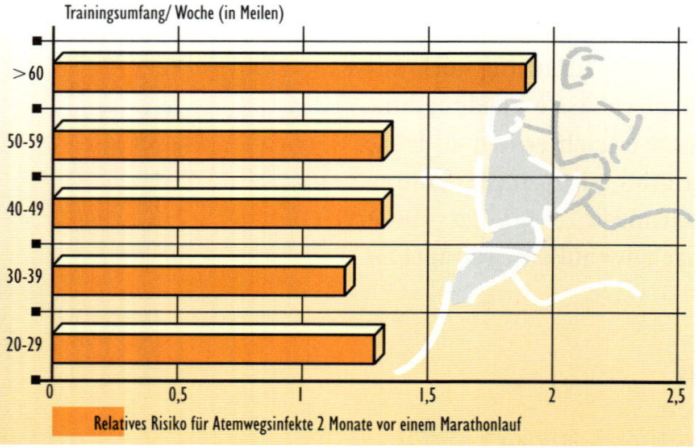

4.6 *Zunahme von Atemwegsinfekten mit steigendem Trainingsumfang bei Marathonläufern zwei Monate vor dem „Los Angeles Marathon". Die geringste Erkrankungsrate wiesen die Läufer auf, die weniger als 20 Meilen pro Woche liefen. Bei einem Umfang von mehr als 60 Meilen wöchentlich erkrankten die Sportler um den Faktor 2 signifikant häufiger.**

Vitamine und Mineralien senken die Infektanfälligkeit

Bei der Betreuung von Hochleistungsathleten in Kampfsportarten, von Tennisprofis bei Turnieren und während einer fünfjährigen Trainertätigkeit in der Amateuroberliga (heute Regionalliga) und Zweiten Bundesliga hat auch der Autor dieses Buches klare Zusammenhänge zwischen intensiver körperlicher Belastung und einer erhöhten Infektrate beobachten können. Beispiel Tennis: Die 50 besten Spieler der Welt erkranken gerade während eines Turniers an Atemwegsinfekten. Untersuchungen[6] haben gezeigt, dass bei ihnen häufig ein Mangel an Mineralien vorliegt. Dabei konnten die Defizite im Blutserum nachgewiesen werden, was darauf hindeutet, dass die roten Blutkörperchen schon länger unterversorgt waren, der Mangel also schon lange Zeit bevor er diagnostiziert wurde bestand.

Die Verabreichung hoch dosierter Präparate mit einer Kombination aus Mineralien, Spurenelementen, Aminosäuren und Vitaminen hätte die Infektrate der Tennisprofis mit hoher Wahrscheinlichkeit senken können. Denn eine ausreichende

[4] Befragung von 2311 Läufern nach *Niemann* et al.
[5] Untersuchung an 44 schwedischen Sportlern; nach *Linde*
[6] Untersuchung von Saluto

* Modifiziert nach *Liesen/Baum*

Versorgung mit Mikronährstoffen[7] führt zu einem stabilen Immunsystem. So soll – wissenschaftlich allerdings noch nicht eindeutig belegt – die vorübergehende Einnahme von B-Vitaminen, antioxidativen Vitaminen (zum Beispiel 1 bis 2 g Vitamin C und 500 bis 1000 mg Vitamin E pro Tag) sowie den Mineralstoffen Zink (50 bis 100 mg pro Tag) und Magnesium (300 bis 500 mg pro Tag) zur Stabilisierung der körpereigenen Abwehr und zur Beschleunigung der Regeneration nach Belastungen beitragen.[8]

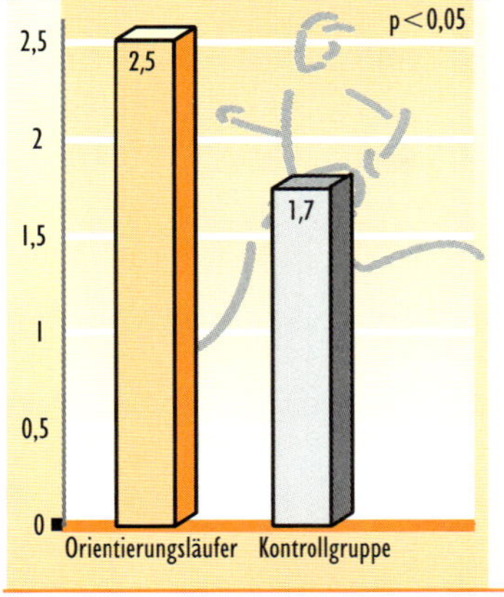

4.7

*Zunahme der Atemwegsinfekte bei 44 schwedischen Orientierungsläufern der Spitzenklasse im Vergleich zu einer „unsportlichen“ Kontrollgruppe gleichen Alters und Geschlechts. Während des einjährigen Beobachtungszeitraumes erkrankten die Leistungssportler im Mittel an 2,5 Infekten, die der Kontrollgruppe nur an 1,7.**

4.2.2 Das Open-Window-Syndrom bei beruflich Engagierten

Lange andauernder Stress führt zu einer angeknacksten Psyche und letztendlich auch zu einer herabgesetzten Abwehrkraft (Immunsuppression). Kommt eine starke körperliche Belastung hinzu, hat das Immunsystem kaum eine Chance, sich zu wehren. Denn bei der intensiven körperlichen Anstrengung werden vermehrt Freie Radikale (aggressive Sauerstoffmoleküle, siehe Kapitel 5.3.1) produziert, die einen großen Teil der Vitamine und Spurenelemente im Körper verbrauchen. Diese stehen damit der Infektabwehr nicht mehr in ausreichendem Maße zur Verfügung. Die Folge: Der Betroffene wird meistens zwei bis drei Tage später krank.

Solche Situationen großer psychischer und physischer Belastungen führen nicht zwangsläufig sofort zu einer Erkrankung. Nach neuesten wissenschaftlichen Erkenntnissen erhöhen sie vor allem langfristig – über einen Zeitraum von etwa 10 bis 15 Jahren – die Risiken für Herz-Kreislauf- und immunologische Erkrankungen wie Krebs.

Im Blutserum sind Mikronährstoffdefizite erst wesentlich später nachweisbar als in den roten Blutkörperchen (siehe Kapitel 5.2.3). Aus Kostengründen wird in hiesigen Arztpraxen und Krankenhäusern in der Regel nur das Serum untersucht, so dass Mangelerscheinungen häufig erst spät erkannt werden.

[7] Maßstab für eine ausreichende Nährstoffversorgung ist der Gehalt in den roten Blutkörperchen und nicht der im Blutserum.

[8] Nach *Zapf*

* modifiziert nach *Liesen/Baum*

4.2.3 Mit dosierter Bewegung das Immunsystem stärken

Die Infektrate – und damit auch die Leistungsfähigkeit des Immunsystems – in Beziehung zur sportlichen Betätigung gesetzt folgt einer U-förmigen Kurve (siehe Abb. 4.8).[9] Das geringste Krankheitsrisiko und das stabilste Abwehrsystem haben gemäßigt Ausdauertrainierte, während körperliche Inaktivität wie auch intensiver Sport die Wahrscheinlichkeit einer infektiösen Erkrankung erhöhen und die Abwehrkräfte schwächen.

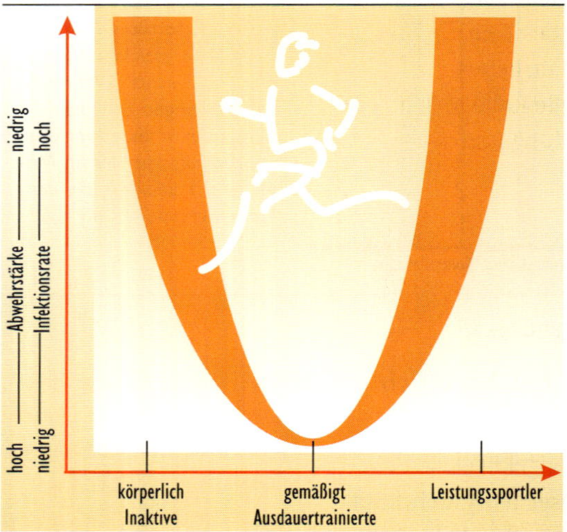

4.8 *U-förmiger Verlauf der Infektionsrate und der Abwehrstärke bei unterschiedlich intensiver sportlicher Betätigung*

Besonders hoch ist das Infektionsrisiko, wenn sich beruflicher und privater Stress zum allzu intensiven Sport oder Nichtstun hinzugesellen. Aus diesem Grunde sollten vor allem psychisch stark in Anspruch genommene Menschen den Ausgleich in Form von dosierter körperlicher Betätigung suchen. Eine moderate Ausdauerbelastung mit Trainingsumfängen von drei bis vier Stunden pro Woche auf drei bis vier Einheiten verteilt eignet sich besonders gut, um das Immunsystem zu stärken. Ein optimales Ergebnis erzielt allerdings nur derjenige, der diese Form der Bewegung lebenslang durchhält.[10] Neueren Untersuchungsergebnissen zufolge kurbelt die moderate, individuell ausgerichtete Aktivität das Immunsystem vor allem auf zellulärer Ebene an:[11]

- Die Aktivität der so genannten T-Helferzellen wird verbessert; die T-Helferzellen „helfen“ B-Lymphozyten, einer „Spezialeinheit“ des menschlichen Abwehrsystems, bei der Produktion von Antikörpern (Schutzstoffe gegen Krankheitserreger).

9 Nach *Liesen*
10 Es handelt sich hier um Studien von *Niemann* et al.
11 *Niemann* et al.

- Die Aktivität der kleineren und größeren Fresszellen steigt durch ein 40-minütiges moderates Ausdauertraining, durchgeführt an drei Tagen pro Woche; Fresszellen nehmen Fremdmaterial – darunter auch Bakterien – auf, „verdauen“ sie und machen sie somit unschädlich.
- Die Zahl der NK-Zellen („natürliche Killerzellen“) und deren Aktivität wird erhöht. NK-Zellen besitzen die Fähigkeit, für den menschlichen Körper gefährliches Zellmaterial abzutöten; eine bedeutende Rolle wird ihnen besonders bei der Tumorbekämpfung und bei Virusinfektionen zugewiesen.

4.2.4 Sport und Krebs

Die Erfahrung des Eishockeyspielers Roland Seckler

Wenn der Körper die Notbremse zieht

■ *Geretsried. Der junge Mann spielte Eishockey. Und er spielte so gut, dass er es bis zur Ersten und Zweiten Bundesliga brachte. Tagsüber erledigte Roland Seckler gewissenhaft seinen Job in einer Firma, am späten Nachmittag setzte er sich ins Auto und raste über Landstraßen, um pünktlich auf dem Eis zu stehen, wenn der Eishockey-Trainer zur Übungsstunde bat. Spät abends, wenn die Kollegen noch auf das eine oder andere Bierchen in die Kneipe nebenan gingen, war er schon wieder zu Hause in Königsbrunn bei Augsburg, saß am Schreibtisch und büffelte für die Meisterprüfung. Fachrichtung Chemie. Stress pur. Doch das durfte ihm damals vor gut einem Jahr keiner sagen. Fünfundzwanzig war er, und er war es gewohnt, dem fordernden Ehrgeiz zu gehorchen. Weichlinge sind im Leistungssport verpönt.*

Plötzlich veränderte sich sein Leben. Seine Muskeln wurden von Tag zu Tag weniger und weicher, sein kör-

perlicher Zustand immer schlechter. „Irgendwann", sagt Seckler, war mein Muskelapparat völlig abgebaut." Die Diagnose: Hodgkin-Krankheit, eine erhebliche Schwächung des Lymphdrüsensystems. Bösartigen Krebs nennt man so etwas im Volksmund. Seckler belegte fortan ein Bett im Zentralklinikum Augsburg.

Die Behandlungsart: „Chemotherapie", erinnert sich der Siebenundzwanzigjährige, „die in so hoher Intensität angewendet wurde, dass sie lebensgefährlich war." Ein täglicher Kampf ums Überleben. An Eishockey dachte in diesen Tagen keiner mehr. Er nicht, seine Frau Nicole nicht und auch nicht seine Eltern. Das Aufbäumen gegen die Krankheit erlaubte keinen Platz für Erinnerungen. Heute aus der Distanz, die ihm die Gewissheit gibt, weitgehend über den Berg zu sein, sieht er vieles anders. Sich über den Trainer oder den Vereinsmanager zu ärgern, über eine Niederlage oder die Hektik im Straßenverkehr? „Darüber kann ich nur noch lachen", sagt Seckler, „andere Dinge sind viel wichtiger." Gesundheit zum Beispiel. Oder Lebensfreude, Familienglück. „Das sind die wahren Werte", meint der ehemalige Leistungssportler.

Alles ist relativ. Das weiß der junge Mann zumal seit jenem Tag, als ein Mitpatient nach der Chemotherapie nicht mehr aufwachte. „Sport", behauptet Seckler heute, „wird da endgültig zur Nebensache." Ein Zurück zum Leistungsport wird es für ihn nicht mehr geben. Er hörte auf die Vernunft, die Worte seines Professors waren deutlich gewesen. „Er hat mir gesagt, dass vermutlich der ganze Stress damals an meiner Krankheit schuld war." Abstiegskampf beim damaligen Zweitligaclub SC Memmingen, Beruf und Meisterprüfung: Das war zuviel für seinen Körper.

Seckler hat eine neues Leben angefangen. Mit dem Sport. Beim Eishockey-Erstligaclub TuS Geretsried engagiert er sich als Torhütertrainer. „Just for fun", sagt er, alles nur aus reinem Spaß an der Sache. „Der Eishockey-

sport hilft mir auf meinem weiteren Weg.“ Es soll ein Weg zurück in die Gesundheit sein, zurück zu einem Leben mit Spaß.

■ Freddy Schissler
Frankfurter Allgemeine Zeitung vom 21. Januar 1995

Bei Menschen, deren Psyche stark beansprucht ist und die sich zudem einer hohen körperlichen Belastung aussetzen, leiden nicht nur die körpereigenen Abwehrkräfte, auch die Wahrscheinlichkeit, einen Tumor zu bekommen, steigt. „Wer ständig zu hart trainiert, hat eindeutig ein erhöhtes Krebsrisiko“, lautet die Aussage in einem Wirtschaftsmagazin aus dem Jahre 1995. Dass psychischer und physischer Stress tatsächlich das Risiko erhöhen, an Krebs zu erkranken, ist bisher allerdings kaum systematisch untersucht worden. Hinweise gibt es hingegen dafür, dass ein lebenslanges, gemäßigtes Ausdauertraining das Krebsrisiko verringern kann.[12] Auch bei der Nachsorge von Tumor- und anderen immunologischen Erkrankungen wirken sich ***moderate Trainingsformen*** positiv aus – vor allem in Verbindung mit einer gesunden Ernährung und der Zufuhr von Vitaminen und Spurenelementen.

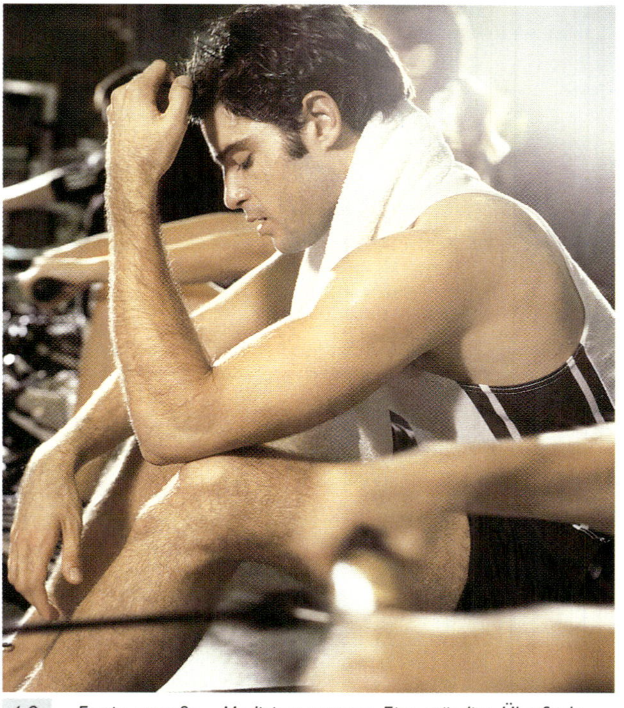

4.9 *Fertig statt fit – Mediziner warnen: Eine ständige Überforderung des Körpers kann zu einer lebensbedrohenden „Immunschwäche“ führen.*

[12] Nach *Liesen*

4.3 Energie macht müde Muskeln munter

Um am Leben zu bleiben, ist der menschliche Organismus auf stetige Zufuhr von Energie angewiesen – selbst im Schlaf läuft der Motor Mensch. Energie wird unter anderem für den Aufbau von Zellen und für Transportvorgänge benötigt. Der Organismus nimmt sie in Form von Kohlenhydraten, Fetten und Eiweißen aus der Nahrung auf (siehe Abb. 4.10), verwertet sie sofort oder speichert sie, um sie zum Beispiel bei körperlicher Aktivität später freisetzen zu können. Energie wird gewonnen, indem die großen Nährstoffmoleküle in ihre energiearmen Grundbausteine zerlegt werden. Ein großer Teil der dabei frei werdenden Energie wird in Wärme umgewandelt: Das ist der Grund, warum Menschen warm wird, wenn sie sich bewegen.

Rohstoffe	Aufgabe im Organismus	Vorkommen
Kohlenhydrate	reine Energielieferanten	Getreide und deren Produkte wie Brot, Müsli, Reis; Kartoffeln, Obst, Zucker
Fette	Energielieferanten; sie enthalten ungesättigte Fettsäuren; sie sind Transportvehikel; ohne Fette können fettlösliche Vitamine wie A, D, E oder K nicht verwertet werden.	Butter, Margarine, Öl, Sahne, Mayonnaise, Käse, Wurst, Nüsse
Eiweiße	„Baustoff"; versorgen die Zellen mit lebensnotwendigen Aminosäuren; wichtig für fast alle Körperfunktionen	Fleisch, Fisch, Milchprodukte, Eier, Getreide, Hülsenfrüchte, Kartoffeln
Vitamine und Mineralstoffe	Steuerung des Stoffwechsels; spielen eine entscheidende Rolle im Immunsystem	Obst und Gemüse, Vollkornprodukte, Milch, Fisch und Fleisch
Ballaststoffe	Sattmacher; Regulation des Stoffwechsels; wichtig für eine gesunde Darmfunktion	Obst und Gemüse; Vollkornprodukte, Hülsenfrüchte
Wasser	entscheidende Rolle für das Herz-Kreislauf-System und die Nieren; wichtig für die Wärmeregulation	Getränke, Suppen, Obst und Gemüse

4.10 Die Bestandteile der Nahrung

Die wichtigste energiereiche Verbindung in unseren Körperzellen heißt ATP (Adenosintriphosphat). So wird zum Beispiel der „Treibstoff" für die Muskelkontraktionen ausschließlich aus ATP gewonnen. Das Problem: Die Substanz ist innerhalb von wenigen Sekunden verbraucht. Da sie jedoch – stark vereinfacht – wie ein aufladbarer Akku funktioniert, können die Reservoirs wieder gefüllt werden. Zwei Energiequellen stehen dem Organismus beim „ATP-Recycling" zur Verfügung:

- Kreatinphosphat – eine andere energiereiche Verbindung – kann als Reserve schnell mobilisiert werden, ist allerdings wie das ATP nach ein paar Sekunden aufgezehrt;
- die eigentlichen Energieträger, die Kohlenhydrate (genauer: Glukose) und Fette (genauer: Fettsäuren).

Die Kohlenhydrate werden in Form von Glykogen (Aneinanderreihung vieler Glukosemoleküle) gespeichert.

Die Muskelzelle kann als Energiequelle zunächst das intrazellulär (in der Zelle) gespeicherte Glykogen und die Glykogendepots in der Leber nutzen. Reichen diese Speicher nicht mehr aus, wird auf Fette zurückgegriffen oder Nahrung „geordert". Es gibt zwei Wege, auf denen Energie bereitgestellt werden kann:

- aerober Weg: Der Körper ist ausreichend mit Sauerstoff versorgt. In diesem Fall können Fettsäuren und Glukose vollständig in ihre energielosen Bestandteile Kohlendioxid (CO_2) und Wasser (H_2O) zerlegt werden.
- anaerober Weg: Der Sauerstoff ist knapp. Glukose wird dann nur unvollständig abgebaut: Es entsteht Laktat (Milchsäure), das noch viel chemische Energie enthält. Da ein Teil der Säure ins Blut gelangt, kann ihr Gehalt dort ermittelt werden. Wenn sich die Substanz in der beanspruchten Muskulatur anhäuft, führt das zur schmerzhaften „Übersäuerung", die nichts mit dem „Muskelkater" zu tun hat. Laktat ist kein „Abfallprodukt" im eigentlichen Sinne: Es kann nach einer intensiven Belastung innerhalb von wenigen Minuten wieder zu Glukose und Glykogen aufgebaut werden.

Laktatgehalt: Was ist normal – wann wird's kritisch?

Die Ruhelaktatwerte im Blut liegen normalerweise zwischen 0,5 und 1,5 Millimol/Liter. Ausdauertrainierte Spitzensportler können 20 bis 25 Millimol/Liter tolerieren. Freizeit- und Breitensportler weisen beim Fußball-, Squash- oder Badmintonspiel bis zu 8 Millimol/Liter auf. Beim Tennisspiel – im Gegen-

satz zum -training – werden selten hohe Laktatwerte erreicht (Maximum: 4 Millimol/Liter).
Kritisch wird es für beruflich gestresste Menschen ab Dauerbelastungen von etwa 30 Minuten und einem Blutlaktatwert von etwa 3 bis 4 Millimol/Liter (der für eine Person erhöhte Laktatwert kann allerdings individuell sehr stark schwanken). Der Milchsäuregehalt führt zu einer erheblichen Aktivierung des vegetativen Nervensystems. Außerdem wird das Immunsystem durch eine erhöhte Cortisolfreisetzung „herunterreguliert"; Bakterien und Viren können so ungehinderter eindringen.

In der Abbildung 4.11 sind die Vor- und Nachteile des aeroben und anaeroben Weges der Energiebereitstellung aufgeführt. Aus medizinischer Sicht ist die aerobe Variante ohne Laktatbildung zu bevorzugen, der Körper sollte bei Aktivität also immer ausreichend mit Sauerstoff versorgt sein.

Aerober Abbau	Anaerober Abbau
– relativ langsame Energiebereitstellung	+ relativ schnelle Energiebereitstellung
– Die pro Zeiteinheit freigesetzte Energie ist relativ klein	+ Die pro Zeiteinheit freigesetzte Energie ist relativ groß
+ Die bereitgestellte Gesamtenergie ist relativ groß	– Die bereitgestellte Gesamtenergie ist relativ klein
+ keine Laktatbildung	– Laktatbildung
+ aus vorbeugend-medizinischer Sicht sind Belastungen in diesem Bereich zu bevorzugen	– aus vorbeugend-medizinischer Sicht sind Belastungen in diesem Bereich zu vermeiden (starker Stress für das vegetative Nervensystem)

4.11 *Vor- (+) und Nachteile (-) der aeroben (Glukose und Fette) und anaeroben (Glukose) Energiebereitstellung**

Ob bei körperlicher Anstrengung Kohlenhydrate oder Fette verbraucht werden und ob der anaerobe oder der aerobe Abbau ablaufen, hängt davon ab, wie intensiv die Belastung ist und wie lange sie anhält. Beispiele:

- Bei kurzen und intensiven Belastungen (Sprint bis zu maximal 4 Sekunden) wird das energiereiche Kreatinposphat angezapft, das sofort verfügbar, dafür aber auch schnell verbraucht ist.
- Bei Belastungen maximaler Intensität ab etwa 5 Sekunden bis 2 Minuten wird der Sauerstoff knapp und Glykogen bzw. Glukose unvollständig zu Laktat abgebaut.
- Zwischen 2 bis 10 Minuten intensiver Belastung steht

* Modifiziert nach *Zintl*

der aerobe Glykogenabbau an erster Stelle. Das bedeutet: Glukose wird vollständig in Kohlendioxid und Wasser zerlegt.

- Mit zunehmender Belastungsdauer wird der aerobe Bereich immer wichtiger. Die Glykogenspeicher sind nach 1 bis 1 ½ Stunden intensiver Dauerbelastung weitgehend erschöpft. In diesem Fall greift der Körper auf Fettsäuren als Energielieferanten zurück. Ihre Verbrennung erfolgt nur halb so schnell wie die Glukoseverwertung.
- Bei extensiven Ausdauerbelastungen werden vor allem Fettsäuren verbrannt (aerober Weg).
- Oft werden mehrere Mechanismen gleichzeitig genutzt. Bei intensiven Ausdauerbelastungen beispielsweise wird Glukose einerseits aerob, das heißt mit Hilfe von Sauerstoff vollständig abgebaut, ein Teil nimmt aber auch den anaeroben Weg hin zur Laktatbildung.

WANN KOHLENHYDRATE – WANN FETTE?

Die Faustregel besagt: Bei geringer oder lang andauernder Belastung greift der Organismus vor allem auf Fette zurück. Je intensiver die Aktivität, desto mehr kommen die Kohlenhydrate (Glykogen bzw. Glukose) ins Spiel.

4.3.1 Wie viele Kalorien braucht der Mensch?

Dies Vorurteil hält sich hartnäckig: Wer viel „schuftet", der hat einen optimalen Kalorienverbrauch, weil viel Fett verbrannt wird. Richtig ist: Eine hohe Belastungsintensität wirkt sich sogar negativ auf die Fettverwertung aus. Bei besonders intensiver körperlicher Anstrengung werden primär Kohlenhydrate aus den Depots der Leber und der Muskulatur als Energiequellen genutzt, was beispielsweise nach einer Belastung zur Hypoglykämie (stoffwechselbedingte Unterzuckerung) führen kann; der Betroffene hat dann das Gefühl, unbedingt etwas „Süßes" essen zu müssen. Moderates Training, das nicht auf Kohlenhydrat-, sondern primär auf Fettverbrennung ausgerichtet ist, verursacht dieses Zuckerdefizit nicht.

Wie sieht der Kalorienverbrauch bei verschiedenen körperlichen Aktivitäten aus? Fortbewegungsformen wie Laufen, Bergaufgehen, Skilanglauf, Rad fahren und Schwimmen sind als „Kalorienkiller" besonders geeignet (siehe Abbildung 4.12). Empfehlenswert sind außerdem Spielsportarten wie Tennis, Badminton, Handball etc. Voraussetzung: Der Spieler verfügt über eine ausreichende körperliche Grundlage. Ansonsten verbraucht er zwar viele Kalorien, seine Gesundheit aber bleibt dabei auf der Strecke.

Betrachten Sie den Kalorienverbrauch eines 90 Kilogramm schweren Mannes bei folgenden körperlichen Tätigkeiten:

- Liegen — 90 kcal pro Stunde;
- langsames Gehen (3 km/h) — 247,5 kcal pro Stunde;
- leichtes Walking (6,5 km/h) — 536 kcal pro Stunde;
- Laufen (9 km/h) — 855 kcal pro Stunde.

Um eine Tafel Schokolade (100 g enthalten 565 Kilokalorien) abzubauen, muss der Mann zum Beispiel eine Stunde lang schnell gehen.

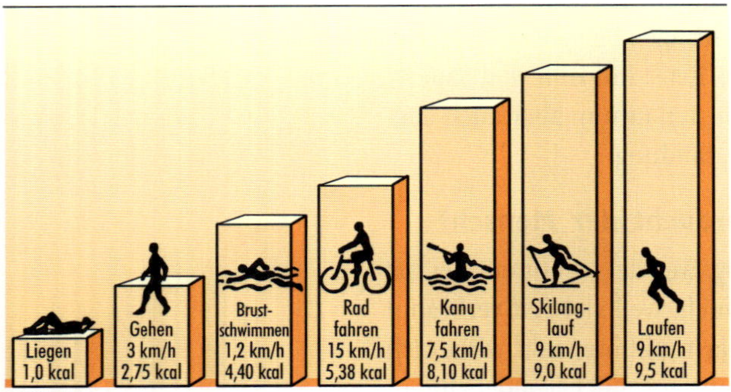

4.12 *Kalorienverbrauch bei verschiedenen körperlichen Tätigkeiten (in kcal/kg Körpergewicht pro Stunde)**

Interessierte Leser können der Abbildung 4.13 den Kilokaloriengehalt einiger Lebensmittel entnehmen. Sie werden feststellen, dass ***körperlich dosierte Bewegung*** zwar kein Allheilmittel gegen einen übermäßigen Nahrungskonsum ist – das eine oder andere Pfund wird auf diese Art und Weise aber trotzdem purzeln. Wissenschaftlich bewiesen ist zudem, dass Ausdauerbelastungen, die 2000 bis 3000 Kilokalorien pro Woche „verzehren“, das Herzinfarktrisiko bereits um 30 bis 40 Prozent senken.

Auch für ältere Menschen, die sich körperlich nicht zu stark belasten dürfen, gibt es eine Lösung: Aus vorbeugendmedizinischer Sicht ist Walking ausreichend. Manchmal genügt es bereits – während des Golfspielens beispielsweise – zügig zu gehen. Voraussetzung: Der Einzelne erreicht die für ihn im Rahmen der Belastungsanalyse ermittelte Herzfrequenz.

* Modifiziert nach *Zintl*

Lebensmittel	Kilojoule (KJ)	Kilokalorien (kcal)
1 Tasse klare Brühe	42	10
1 Karamellbonbon	84	20
1 Tasse Kaffee mit Milch und Zucker	188	45
1 Glas Cola (0,2 Liter)	377	90
1 Banane (170 g)	440	105
1 Brötchen (40 g)	460	110
1 Portion Schlagsahne (50 g)	628	150
1 Piccolo	756	180
1 Flasche Bier (0,5 Liter)	984	235
1 Scheibe Brot mit Butter und Käse	1113	265
1 Becher Sahnejoghurt	1155	275
1 Stück Schwarzwälder Kirschtorte	1214	290
1 Portion Pommes frites (150 g)	1381	330
1 Bratwurst (100 g) und 1 Scheibe Brot	1986	470
100 g Müsli mit fettarmer Milch	2352	560
1 Tafel Schokolade (100 g)	2365	565
1 Portion Gulasch (fett) mit Nudeln	2386	570
1 kleine Pizza (300 g)	2616	625
150 g Kartoffelchips	4200	1000
1 Currywurst mit Pommes	4326	1030
1 Bratwurst mit Kartoffelsalat	4410	1050

4.13 Kilokalorien und Kilojoule in Lebensmitteln

4.4 Am Puls des Lebens – das Herz gibt den Takt an

Nicht die den Körper überfordernde physische Belastung, sondern diejenige, die auf seine Belange Rücksicht nimmt, führt zu positiven Veränderungen. Nur wer sich seinen körperlichen Voraussetzungen entsprechend bewegt, gibt dem Organismus die Chance, sich erhöhten Leistungsanforderungen anzupassen. Das gilt auch für das Herz-Kreislauf-System und die Blutgefäße.

Gerade ***moderate Bewegung*** vermag im Hinblick auf Herz und Blutgefäße sehr viel zu leisten. Sie führt zu…

- einer besseren Blutversorgung des Herzens;
- einem verringerten Widerstand beim Blutfluss;
- einer höheren Elastizität der Blutgefäße;

- verbesserten hämorheologischen Eigenschaften (Fließeigenschaften) des Blutes;
- einer Senkung des diastolischen Blutdruckes (Blutdruck, nachdem die Herzkammern mit Blut gefüllt und die Herzwände völlig erschlafft sind; im Gegensatz zum systolischen Druck nach der Kontraktion);
- einer verbesserten Durchblutung durch Ausbildung von Kollateralen (im Bereich des Blutgefäßsystems vorkommenden Querverbindungen);
- einer Hypertrophie (Wachstum) der Herzmuskulatur;
- einem größeren Schlagvolumen;
- einer Senkung der Herzfrequenz (Puls);
- einer Verbesserung der Sauerstoffaufnahme;
- einer verbesserten Sauerstofftransportkapazität im Blut.

4.4.1 Die Herzfrequenz – das Maß der Belastung

Der Puls ist eine anerkannte Messgröße, wenn es darum geht, die Belastung für das Herz-Kreislauf-System zu beurteilen. Daher stellt die „optimale" Herzfrequenz – das heißt diejenige Frequenz, die der Gesundheit nicht schadet und bei der die Leistungsfähigkeit steigt – die Vorgabe für das körperliche Training dar. Mit Hilfe von so genannten Sporttestern ist es mittlerweile auch „unterwegs" möglich, die Frequenz zuverlässig zu bestimmen. Um eine genaue Kontrolle zu haben, sind solche Geräte zu empfehlen. Denn bei der ***Pulsmessung für den Hausgebrauch*** – durch Tasten an der Halsschlagader (Carotispuls) oder Speichenschlagader am Handgelenk (Radialispuls) – muss immer eine Ungenauigkeit einkalkuliert werden. Es kann beispielsweise schwierig sein, den Puls überhaupt zu fühlen oder bei hohen Frequenzen die Einzelschläge zu erfassen.

Herzfrequenzempfehlungen nach Faustformeln sind „out"! „Trimming 130" für alle Erwachsenen dürfte deshalb kaum richtig sein. Auch Formeln wie „180 minus Lebensalter" sind lediglich grobe Orientierungspunkte, denn jeder Mensch reagiert anders. Auch eine andere Berechnungsgrundlage für die optimale Trainingsherzfrequenz[13] *„THF = 170 – Herzfrequenz/Minute – ½ Lebensalter (+/- 10 pro Minute)“* entspricht nicht demjenigen Wert, den ein sportlich aktiver Mensch bei einem 30-minütigen Ausdauertraining tatsächlich aufweist. Last but not least: Auch die Überprüfung[14] aktueller Formeln aus der Zeitschrift „Fit for fun“ (siehe Abb. 4.14) ergab, dass es gravierende individuelle Unterschiede gibt. Allgemein gültige Regeln lassen sich daher nicht aufstellen. Die optimale Herzfrequenz muss im Rahmen einer Belastungsanalyse bei jedem Einzelnen individuell ermittelt werden (siehe Kapitel 3).

	untrainiert	mäßig trainiert	ausdauer-trainiert	Leistungs-sportler
Laufen:				
Ruhepuls + (220 – ¾ Alter – Ruhepuls)	x 0,6	x 0,65	x 0,7	x 0,75
Rad fahren:				
Ruhepuls + (220 – Alter – Ruhepuls)	x 0,6	x 0,65	x 0,7	x 0,75

4.14 *Herzfrequenzvorgaben aus der Zeitschrift „Fit for fun“ vom Mai 1999. Die mit Hilfe der vorliegenden Formeln ermittelten Werte können jedoch lediglich als grobe Orientierungspunkte betrachtet werden.*

4.4.2 Einflüsse auf die Herzfrequenz

Die Herzfrequenz unterliegt vielen Einflüssen. Sie ändert sich im Laufe des Lebens, ist abhängig von der Ernährung, der körperlichen Belastung und der psychischen Befindlichkeit. Sie kann im Urlaubsort anders sein als zu Hause. Im Folgenden sind einige Faktoren aufgeführt, welche die Höhe des Pulsschlages beeinflussen:

- Im Kindesalter sind Ruhe- und Maximalpuls gegenüber dem Erwachsenenalter erhöht, altersbedingt nehmen beide nach dem 30. Lebensjahr ab.
- Die Herzfrequenz stellt sich auf eine bestimmte Belastungsstufe erst mit Verzögerung ein – normalerweise nach 5 Minuten, bei gutem Trainingszustand aber auch schon nach 2 bis 3 Minuten.
- Ein leichter Infekt oder eine unzureichende Flüssigkeitszufuhr lassen die Herzfrequenz um bis zu 15 Schläge pro Minute steigen (siehe Abbildung 4.15). Auch der Genuss einer Zigarette erhöht die Ruheherzfrequenz, und zwar um etwa 10 Schläge pro Minute.

[13] Nach *Schmidt/Israel*; die Autoren geben nur eine Gültigkeit bis zum 60. Lebensjahr an. Der Spielraum von +/- 10 pro Minute resultiert nach Meinung von Schmidt/Israel aus der Belastungsdauer, dem Trainingszustand und daraus, dass verschiedene Sportarten unterschiedlich anstrengend sind.

[14] Untersuchung an 100 Personen im Durchschnittsalter von 46 Jahren

- Eine Überhitzung des Körpers – hohe Außentemperatur oder warme Trainingskleidung – schlägt sich in der Herzfrequenz nieder. Beim Abtransport der entstehenden Körperwärme kann der Puls um 10 bis 15 Schläge pro Minute erhöht sein. Vorsicht: Ist es im Sommer besonders heiß oder die Luft besonders feucht, wird die Herzfrequenz bereits bei geringerer körperlicher Aktivität erhöht sein.

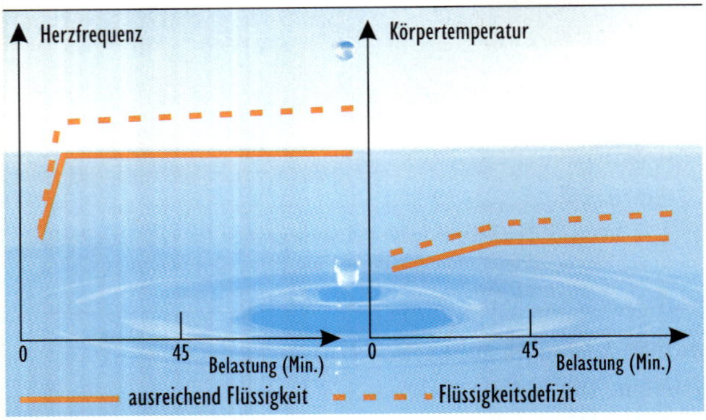

4.15 *Trinken und Herzfrequenz: Eine ausreichende Flüssigkeitszufuhr kann den Puls senken, weil die entstehende Körperwärme (Körperkerntemperatur) besser abtransportiert werden kann.*

- Sie beabsichtigen in etwa 2000 Meter Höhe Urlaub zu machen und sich ein wenig sportlich zu betätigen? Sie werden feststellen, dass der Ruhepuls, verglichen mit der Frequenz im Flachland, um etwa 5 bis 10 Schläge pro Minute höher liegt. Diese Hyperventilation ist die Folge eines verringerten Sauerstoffpartialdruckes der Höhenluft. Der Organismus braucht ca. 14 Tage, bis er sich der neuen Situation angepasst hat. Die Leistungsfähigkeit wird in der ersten Zeit ein wenig niedriger liegen. Das sollte beim leichten Training berücksichtigt werden. Auch die Regenerationsphasen verlängern sich in „dünner" Luft.
- Die Höhe des Pulsschlages ist von der Sportart abhängig. Erfahrungsgemäß liegen die Trainingsherzfrequenzen für vergleichbare Belastungsstufen beim Rad fahren und Skilanglauf um etwa 8 bis 10 Prozent, beim Schwimmen (Wirkung des Tauchreflexes) um 6 bis 7 Prozent niedriger als beim Laufen. Dies trifft vor allem auf Sportler zu, welche die Bewegungstechnik gut beherrschen. Eine unökonomische Fortbewegung führt dagegen schon bei geringen Geschwindigkeiten zu einer Erhöhung des Pulsschlages.

4.5 Bewegung bringt den Stoffwechsel in Schwung

Moderates Training kurbelt den Stoffwechsel in vielfältiger Art und Weise an. Einige Wirkungen sind im Folgenden aufgeführt:

- Veränderung der Cholesterin-Zusammensetzung – der Anteil des „guten" HDL-Cholesterins wird erhöht, der des „bösen" LDL-Cholesterins gesenkt (siehe Kapitel 5.4);
- Zunahme des Mitochondrienvolumens (in den Mitochondrien findet die Zellatmung statt, sie sind also die „Kraftwerke" der Zellen);
- Verbesserung der Enzymaktivität in der Muskulatur;
- Anstieg des Myoglobingehaltes in der Muskelzelle (Myoglobin transportiert Sauerstoff in den Muskeln – wie Hämoglobin, der Farbstoff der roten Blutkörperchen, im Blut);
- Optimierung des Glukosestoffwechsels; Ausdauertraining bewirkt eine bessere Verarbeitung der Glukosemoleküle im Stoffwechsel. Dieser Effekt führt bei Diabetikern beispielsweise dazu, dass deutlich weniger Insulin (Hormon, das den Glukosegehalt des Blutes reguliert) zugeführt werden muss.

Bei Diabetikern ist der Glukosegehalt des Blutes dauerhaft erhöht, weil die Bauchspeicheldrüse entweder zu wenig Insulin ausschüttet oder der Körper nicht mehr in angemessener Art und Weise auf das Hormon reagiert.

5 Die richtige Ernährung – das A und O

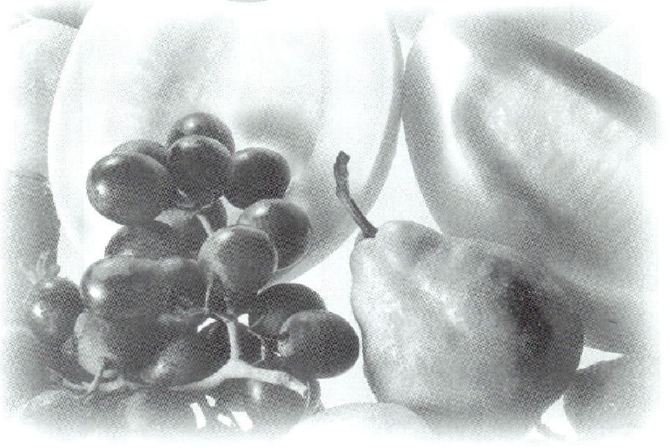

- Nährstoffmangel: Diagnose und Ursachen
- Vitamine, Vitaminoide, Mineralien: Wirkung und Dosierung
- Prinzipien der Orthomolekularen Medizin
- Fette und Herz-Kreislauf-Erkrankungen
- Bedeutung von essentiellen Fettsäuren
- Trinkverhalten und Gesundheit

5 Die richtige Ernährung – das A und O

Lebensbaustein Zelle

■ *„In jeder Sekunde laufen im Organismus Billionen von chemischen Operationen in den einzelnen Zellen ab. Es gibt 15000-mal mehr Zellen im Körper als Menschen auf dieser Erde. 600 Milliarden Zellen sterben jeden Tag ab. Die gleiche Zahl erneuert sich und reiht sich reibungslos in den Körper ein. Alle fünf Tage entsteht eine neue Darmschleimhaut, alle paar Wochen erneuern sich die Leberzellen, jeden Monat die Haut und alle paar Monate unser Skelett."*

■ H.G. Berner: „An vollen Töpfen verhungern"

VITALSTOFFE

sind Substanzen, die für unser Leben notwendig sind. Unter die Vitalstoffe fallen Vitamine und Mineralstoffe/Spurenelemente.

Zellen sind die Bausteine unseres Körpers. Aus 70 Billionen Zellen besteht ein Organismus und jede einzelne will gut versorgt sein. Vitamine, Mineralien bzw. Spurenelemente spielen bei der „Ernährung" der kleinen Einheiten eine entscheidende Rolle. Herrscht im Körper ein Mangel auch nur an einem dieser Vitalstoffe, dann wird er krank.

Um in die Zellen zu gelangen, müssen die lebenswichtigen Substanzen eine Wand, die Zellmembran, passieren. Dort gibt es „Pförtner", die Einlass gewähren oder verweigern. Nur wer sich „ausweisen" kann, darf passieren. Vitalstoffarme Ernährung bewirkt ein Schrumpfen oder Verkümmern wichtiger Strukturen in der Zellmembran: Die „Pförtner" werden aus Mangel an Arbeit entlassen, wenn die „Besucher" über längere Zeit ausbleiben. Die Zelle kann die Vitalstoffe dann nur noch sehr schlecht verwerten. *Berner* vergleicht dies mit einem gebrochenen Arm, der erst nach Monaten wieder funktionsfähig wird. Aus diesem Grunde macht eine kurzzeitige Zufuhr entsprechender Vitamine oder Spurenelemente keinen Sinn. Nur bei einer dauerhaft ausreichenden Versorgung zeigen die Substanzen Wirkung.

5.1 Situation heute

Wissenschaftler schlagen Alarm

■ *„Unsere Ernährung deckt nicht den Vitaminbedarf. Wissenschaftler schlagen Alarm. Zwei Drittel aller Deutschen im Alter zwischen 50 und 55 Jahren leiden zunehmend an subklinischen Mangelzuständen. Die Menschen sind noch nicht krank, aber ihr Immunsystem ist geschwächt. Es mangelt an Vitaminen, Spurenelementen, Mineralien wie Magnesium, Zink, Selen, Vitamin E. Selbst bei jüngeren Menschen herrscht in diesen Bereichen eine Unterversorgung."*

■ Welt am Sonntag vom 24. August 1997

Die Situation ist erschreckend. Nicht nur in den armen Ländern unserer Erde, auch in den vermeintlich reichen Industriestaaten sind Mangelerscheinungen häufig. Dabei ist die Lage angesichts der weit verbreiteten Fast-Food-Mentalität gar nicht so verwunderlich, wie sie auf den ersten Blick scheint. Denn Tatsache ist: Der Vitamin- und Spurenelementbedarf eines gestressten Menschen steigt mit zunehmender Belastung ebenso an wie der eines Leistungs- oder Hochleistungssportlers.

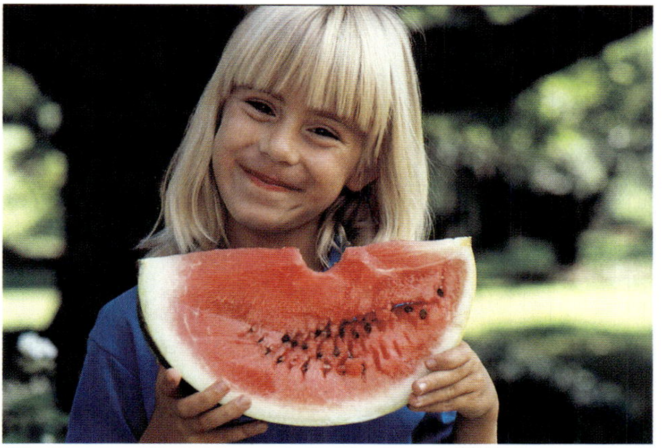

5.1 *Was das Kind nicht wissen kann: Obst enthält nicht so viele Mikronährstoffe wie früher – vor allem wenn es importiert und daher längere Zeit gelagert wurde.*

5.1.1 Gemüse ist nicht mehr das, was es einmal war

Der Vitamin- und Mineralstoffgehalt verschiedener Lebensmittel hat sich innerhalb von elf Jahren (1985 bis 1996) teilweise mehr als halbiert. So lautet das Ergebnis einer Untersu-

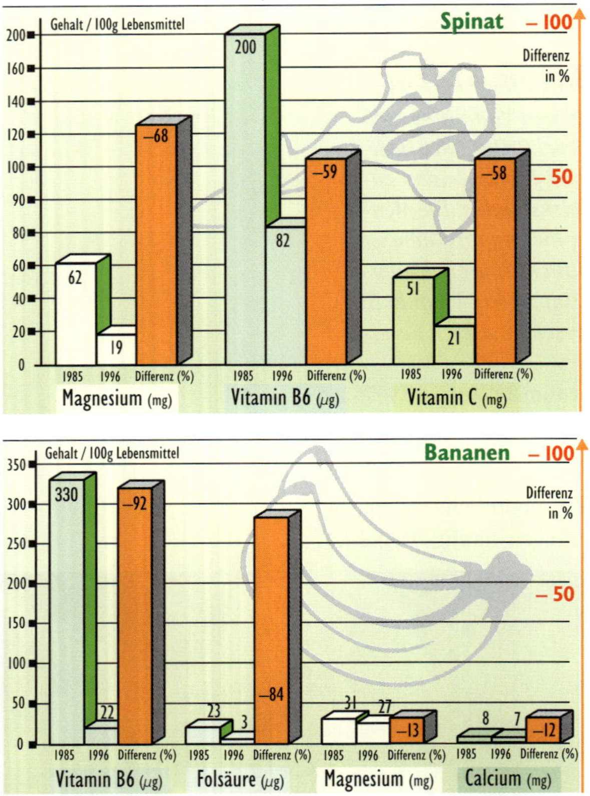

5.2 a und b *Vitamin- und Mineralstoffgehalt von Spinat und Bananen im Vergleich von 1985 zu 1996; weitere Gemüsesorten, siehe Abb. 8.2 im Anhang.*

chung[1], bei welcher der Gehalt an wichtigen Mineralien, Spurenelementen und Vitaminen in Bohnen, Spinat, Möhren, Kartoffeln, Brokkoli und Bananen bestimmt wurde (Ergebnisse s. Abb. 5.2 und Abb. 8.2 auf den S. 171 u. 172). Mit Ausnahme des Vitamin-C-Gehaltes in Kartoffeln ging die Konzentration aller untersuchten Inhaltsstoffe zurück.

Besonders dramatisch waren die Verluste an Vitamin B_6 (von Bedeutung für den Eiweißstoffwechsel und als „Nervennahrung"). Beispiel Bananen: Mehr als 90 Prozent des B-Vitamins hat die Frucht von 1985 bis 1996 eingebüßt. Aber auch der Calcium- (notwendig für den Knochenaufbau, die Regulation der Gefäßmuskulatur und die Erregungsbildung im Herzen) sowie der Magnesiumgehalt (bedeutsam für den Knochenaufbau, die Informationsübertragung und den Energiehaushalt) sanken zum Teil um mehr als 60 Prozent.

5.1.2 Warum mangelt es an Vitalstoffen?

Woran liegt es, dass Obst und Gemüse von Jahr zu Jahr weniger Mineralstoffe und Vitamine enthalten? Warum leiden Menschen trotz voller Regale Mangel? Es gibt mehrere Gründe für die zunehmenden Defizite wertvoller Vitalstoffe in unserer Nahrung:

[1] Nach *Furmanek*: Untersuchung der Forschungsabteilung des Schwarzwaldsanatoriums Obertal für die Zeitschrift Hörzu. Verglichen wurden die 1996 erhobenen Daten (zwei Warenkörbe vom Gemüsemarkt in Karlsruhe und aus der Gemüseabteilung einer großen Lebensmittelkette in Freiburg) mit denen einer Nährstofftabelle des schweizerischen Pharmakonzerns Ciba-Geigy aus dem Jahre 1985.

Keine adäquate Lagerung der Lebensmittel

Durch unsachgemäße Lagerung geht ein großer Teil der Vitamine, Mineralstoffe und Spurenelemente in Lebensmitteln verloren. Entweder wird die Nahrung zu lange, bei zu hohen Temperaturen oder zu hell aufbewahrt (siehe Abb. 5.3).[2]

Das A und O bei der Vorratshaltung von frischem Obst und Gemüse ist ein kühler Standort. Schon eine Zimmertemperatur von 20 °C kann nach zwei bis drei Tagen zu deutlichen Vitaminverlusten führen. Außerdem sind Nährstoffe – vor allem Vitamine – luft- und lichtempfindlich: Kaufen Sie Milch und Obstsaft daher in „dunklen" Flaschen. Orangensäfte in Klarglas enthalten praktisch kein Vitamin C mehr[3] – gleichgültig, was auf dem Etikett steht.

Vitamin-C- und Beta-Carotin-Verlust durch dreistündige Lagerung

Lebensmittel		im Schatten	im Sonnenlicht
Kopfsalat	Vitamin C	11	39
	Beta-Carotin	9	20
Endivie	Vitamin C	30	51
	Beta-Carotin	7	17
Feldsalat	Vitamin C	26	63
	Beta-Carotin	8	36

Vitamin-C-Verlust durch normale Lagerung

Lebensmittel	1. Tag	2. Tag	3. Tag	4. Tag
Spinat	12	45	50	56
Mangold	16	55	82	87
Grünkohl	11	13	25	45

Einfluss der Temperatur auf Vitamin-C-Verluste

Lebensmittel	4 °C	13 °C	20 °C
Spinat	8	38	70
Kopfsalat	29	38	50

5.3a-c *Nährstoffverluste durch unsachgemäße Lagerung; alle Verluste in Prozent**

Umweltgifte

Einige Umweltgifte bewirken, dass Mineralstoffe bzw. Spurenelemente, die eigentlich von Bäumen, Sträuchern oder Kräutern aufgenommen werden sollten, im Boden gebunden bleiben.[4] In diesem Zusammenhang gibt es verschiedene, für den Laien häufig schwer zu verstehende Prozesse, die dazu führen, dass die Vitalstoffe den Pflanzen und damit letztendlich dem Menschen vorenthalten bleiben. Ein Beispiel liefert folgender Bericht[5]: „Der saure Regen enthält das Element Schwefel, welches im Boden das Element Selen für die Pflanzen unverfügbar macht. Die Pflanze kann diese Verbindung

[2] Unter anderem *Kuklinski*, *Cooper*, *Pauling*, *Dietl* und *Ohlenschläger*; es handelt sich hier um Vertreter der Orthomolekularen Medizin (siehe Kapitel 5.2)

[3] Nach *Kuklinski*

[4] Nach *Berner*

[5] Aus *Berner*

* Aus *Kuklinski*, *van Lunteren*

nicht mehr aufnehmen, ein Selenmangel in unserer Nahrung ist die Folge. Der saure Regen reduziert auch den Magnesiumgehalt der Pflanzen: Er setzt im Boden Aluminium frei, das mit dem dort ebenfalls vorkommenden Magnesium konkurriert. Die Pflanzen bevorzugen Aluminium, der Magnesiumgehalt im Gemüse geht drastisch zurück."

FREIE RADIKALE: Sehr reaktionsfreudige, kurzlebige chemische und für den Körper schädliche Stoffe (siehe Kapitel 5.3.1).

Ein weiterer Grund für den fortschreitenden Vitalstoffmangel ist ebenfalls in der Umweltverschmutzung zu suchen: Es werden immer mehr Vitamine und Spurenelemente benötigt, um die mit der zunehmenden Schadstoffbelastung vermehrt entstehenden Freien Radikale zu bekämpfen. Ein Teufelskreis: Der Pool der als Radikalfänger aktiven Vitalstoffe in unserer Nahrung schrumpft von Jahr zu Jahr; im Gegenzug nimmt die Zahl der „Freien" zu[6], und diese verbrauchen wiederum die sowieso schon knappen Nährstoffe.

Vitamin C	100
Vitamin B_1	80
Vitamin B_2	75
Vitamin B_3 (Nicotinamid/ Niacin)	25
Vitamin B_5 (Pantothensäure)	50
Vitamin B_6	40
Vitamin B_9 (Folsäure)	100
Vitamin B_{12}	10
Biotin (Vitamin H)	60
Vitamin D	40
Vitamin E	55
Vitamin A	40

5.4 *Maximale Vitaminverluste (in Prozent), die beim Kochen von Nahrungsmitteln wie Brokkoli, Blumenkohl usw. entstehen können.**

Mangelhafte Nahrungszubereitung

Aufgrund der mangelhaften Zubereitung von Speisen gehen 30 bis 60 Prozent der Nährstoffe verloren. Entweder werden die Vitamine aus Unachtsamkeit oder Unwissenheit zerkocht oder durch langes Warmhalten (Kantinenkost) zerstört. Beispiel Vitamin C: „Durch Unkenntnis wird Vitamin C im Bereich von 65 bis 85 Grad Celsius zerstört. Unterhalb von 65 Grad Celsius bleibt es stabil, bei über 85 Grad hingegen werden die zerstörenden Faktoren (Oxidasen) gehemmt."[7] Aber wer weiß schon, dass es wichtig ist, diesen Temperaturbereich schnell zu durchlaufen, indem man das Gemüse erst in das bereits kochende Wasser legt? Bis zu 100 Prozent Vitamin C und Folsäure, 80 Prozent Vitamin B_1 und 75 Prozent Vitamin B_2 können durch „falsches" Kochen verloren gehen (siehe Abb. 5.4).

Selbst ein ausgeklügelter Ernährungsplan schützt heute nicht mehr vor Fehl- bzw. Mangelernährung. Denn aufgrund der sinkenden Mineralstoff- und Vitamingehalte sind Nährwerttabellen nur noch unter Vorbehalt zu betrachten. Auf

6 Nach *Kuklinski*
7 Nach *Kuklinski*

* Modifiziert nach *Konopka*

dem Papier vorhergesagte Werte haben mit der Wirklichkeit oft wenig zu tun, wie der vorliegende Bericht[8] zeigt: „Das Ergebnis aufwendiger Analysen von 1000 Nahrungs- und Genussmitteln sowie eines 14-tägigen Lebensmittelmonitoring[9] über konsumierte Speisen war ernüchternd. Es wurden teilweise erhebliche Differenzen zwischen den errechneten Inhaltsstoffen und der tatsächlichen Nährstoffaufnahme festgestellt (siehe Abb. 5.8 auf Seite 116). So lag beispielsweise die errechnete Selenaufnahme bei durchschnittlich 40 bis 70 Mikrogramm, die tatsächliche betrug gerade mal 13,5 bis 15 Mikrogramm." Ob eine ausgewogene Ernährung allein die Defizite an Mikronährstoffen ausgleichen kann, erscheint angesichts der extremen Anforderungen, die heute gestellt werden – seien sie geistiger oder körperlicher Art –, mehr als fraglich.

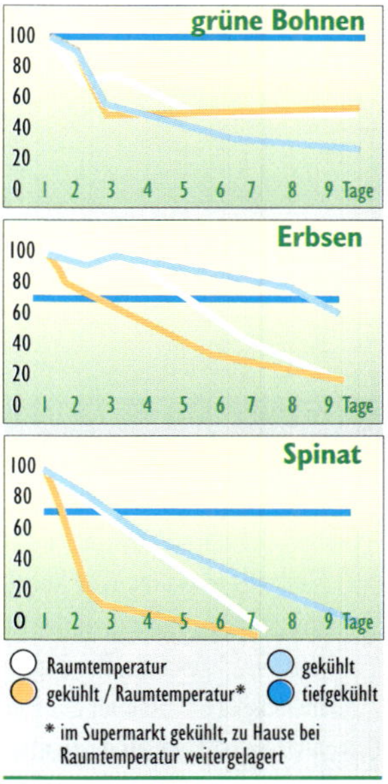

5.5 *Vitamin-C-Gehalt von Tiefkühlkost nach Lagerung bei Raumtemperatur, gekühlt und tiefgekühlt.**

OBST UND GEMÜSE SIND NOTWENDIGE BESTANDTEILE EINER GESUNDEN ERNÄHRUNG

Obst und Gemüse sind wichtige Lieferanten von Nähr- und Ballaststoffen, auch wenn sie den Vitaminbedarf nicht vollständig decken. Die in ihnen enthaltenen so genannten sekundären Vitalstoffe sind notwendige Bestandteile einer gesunden Ernährung. Sie können nicht in Form von Tabletten zugeführt werden. Auch wer Nahrungsergänzungsmittel zu sich nimmt, kann nicht auf Obst und Gemüse verzichten.

5.1.3 Tiefkühlkost ist besser als ihr Ruf

Was vom Gemüsemarkt kommt, ist nicht automatisch frisch: Gerade von Oktober bis März können Sie zwar weltweit alle Gemüse- und Obstsorten kaufen, doch die langen Transportwege führen zu erheblichen Verlusten an Mikronährstoffen. Aus diesem Grund bietet die Tiefkühlkost eine hervorragende Alternative. Denn die Nährstoffe bleiben im gefrorenen Zustand länger erhalten (Beispiel Vitamin C, siehe Abb. 5.5). Tiefgekühltes Gemüse ist dem frischen – wird dieses nicht sofort verbraucht – oft schon nach wenigen Tagen überlegen.

Bei der Tiefkühlkost wird das *frische* Obst und Gemüse leicht erhitzt und anschließend bei minus 18 °C „konserviert".

[8] Nach *Kuklinski*
[9] Lebensmitteltagung

* Quelle: Iglo-Vitaminforschung

Verbrauchertipps

- Bei der Tiefkühlware gehen etwa 5 Prozent der Inhaltsstoffe pro Monat verloren. Konsumenten sollten daher auf den ***Tag der Herstellung*** achten; es ist oft gar nicht so einfach, das Datum auf der Verpackung zu finden. Häufig versteckt es sich in einer Zahlenkombination, fragen Sie daher notfalls im Geschäft nach.
- ***Vermeiden Sie langsames Auftauen.*** Erhitzen Sie Tiefkühlgemüse gefroren und kurz. So bleiben die meisten Mikronährstoffe erhalten.

5.2 Warum Nahrungsergänzung?

WAS BEDEUTET ORTHOMOLEKULARE MEDIZIN?

Der prominenteste Vertreter der Orthomolekularen Medizin war der zweifache amerikanische Nobelpreisträger *Linus Pauling*, auch „Mr. Vitamin C" genannt. Der Begriff „orthomolekular" stammt aus dem Griechischen und bedeutet „richtigstofflich" (von „orthos" = richtig, gut und „molekülos" = Stoff, Baustein von Substanzen).

Die Zellen unseres Körpers haben einen ungeheuren Appetit auf Vitalstoffe. In jeder Sekunde werden diese kleinen Helfer für Stoffwechselprozesse aller Art herangezogen. Die Vertreter der Orthomolekularen Medizin gehen davon aus, dass mehr als 40 Vitalstoffe notwendig sind, um das reibungslose Funktionieren von Zellen und Organen zu gewährleisten. Wie ihr Begründer Linus Pauling – mit 92 Jahren noch geistig und körperlich fit – eindrucksvoll unter Beweis gestellt hat, sind in hoher Dosis verabreichte Mikronährstoffe der Schlüssel, um Krankheiten erfolgreich vorzubeugen und zu behandeln. In der Orthomolekularen Medizin werden ausschließlich Substanzen verwendet, die in der Nahrung und in unserem Körper von Natur aus vorkommen. Das sind Vitalstoffe wie Vitamine, Mineralien bzw. Spurenelemente, essentielle Fett- und Aminosäuren, die unser Organismus nicht selbst herstellen kann.

WELCHE WIRKUNG

Vitamine, Vitaminoide und Mineralstoffe auf den Menschen haben, in welchen Lebensmitteln sie vorkommen und welche Dosierung angezeigt ist, lesen Sie in Abb. 5.10 und Abb. 8.3 im Anhang.

Die Ernährungsumstellung und die Nahrungsergänzung mit Vitaminen und anderen wichtigen Substanzen sind ***neben einer dosierten körperlichen Bewegung*** die wichtigste Maßnahme, um gesund zu bleiben, die körperliche, aber auch die geistige Leistungsfähigkeit zu steigern oder zumindest zu bewahren.

5.2.1 Herkömmliche Multivitaminpräparate reichen nicht aus

Einer der wichtigsten Grundsätze der Orthomolekularen Medizin lautet: Optimal- statt Mindestdosierung! Das bedeutet: Vitamine (Ausnahme: A, D und K), Mineralstoffe, Vitaminoide und Aminosäuren werden hoch dosiert genommen. Gering dosierte Multivitaminpräparate sind wertlos – und zwar auch dann, wenn sie zusätzliche Mineralien enthalten. Diese Mittel können bestenfalls Mangelerscheinungen verhindern, eine vorbeugende oder gar therapeutische Wirkung im orthomolekularen Sinn ist mit ihnen nicht zu erzielen. Dafür ist die Konzentration der Substanzen viel zu gering.

Die Zufuhr einzelner Vitamine oder Mineralstoffe ergibt vom Standpunkt der Orthomolekularen Medizin ebenfalls keinen Sinn: Nur mehrere, sich ergänzende und genau aufeinander abgestimmte Mikronährstoffe zeigen Wirkung. Beispielsweise führt die hohe und alleinige Gabe von Zink (30 mg) zu einem unerwünschten Nebeneffekt, nämlich einer geringeren Fähigkeit, Kupfer aufzunehmen.

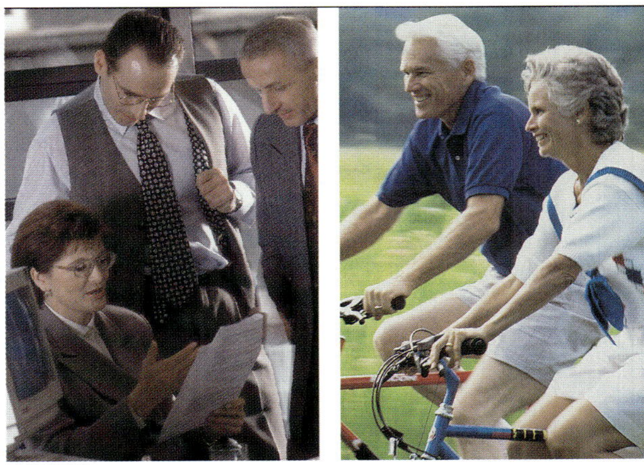

5.6 a/b *Der Vitamin- und Spurenelementbedarf steigt mit zunehmender Belastung. Das gilt für den gestressten Kopfarbeiter (links) ebenso wie für den sportlich Aktiven.*

5.2.2 Erhöhter Bedarf bei Belastung

Eine Zufuhr von Mineralstoffen, aber auch von Vitaminen hat sich im Leistungssport als sehr wirksam erwiesen. Darin sind sich Sportmediziner und Trainer einig. Bei Hochleistungsathleten[10] kommt es durch vermehrtes Schwitzen, winzige Blutungen im Magen-Darm-Trakt oder renale (die Nieren be-

[10] Nach *Liesen/Baum*

treffende) Mechanismen zu einem erhöhten Bedarf an Mineralien. Auch bei beruflich stark unter Stress stehenden Menschen wirkt sich die Gabe von Vitalstoffen positiv auf die Gesundheit (Immunsystem) und Leistungsfähigkeit aus. Angesichts der stark gesunkenen Mikronährstoffgehalte in Nahrungsmitteln (siehe Kapitel 5.1.1 und 5.1.2) ist bei psychisch belasteten Menschen beispielsweise die Zufuhr von Zink, Magnesium und Selen dringend angezeigt. Andernfalls besteht die Gefahr von Mangelerkrankungen, die häufig erst sehr spät diagnostiziert werden (siehe Kapitel 5.2.3).

BLUTSERUM: wässriger, nicht gerinnender, von Blutkörperchen und dem Faserstoff Fibrin freier Bestandteil der Blutflüssigkeit.

ROTE BLUTKÖRPERCHEN: auch Erythrozyten genannt; fester Bestandteil des Blutes; sie dienen dem Transport von Sauerstoff und Kohlendioxid.

5.2.3 Mängel zu spät erkannt

Einig ist sich die Fachwelt darin, dass die Zufuhr von Mikronährstoffen bei Belastungen hilfreich ist, hinsichtlich der Dosierung herrschen dagegen unterschiedliche Auffassungen. Wann tritt ein Mangel an Mikronährstoffen auf? Wie lässt sich die Gefahr einer Unterversorgung frühzeitig erkennen? Die Vorgaben der Deutschen Gesellschaft für Ernährung (DGE) sind für die Belastungsformen, um die es in diesem Buch geht, nach Auffassung vieler Vertreter der Orthomolekularen Medizin[11] viel zu niedrig kalkuliert. Ihr Einwand lautet: Die vielen Defizite werden erst spät oder gar nicht diagnostiziert, weil die Messmethoden am falschen Punkt – nämlich auf Blutserum- und nicht auf der zellulären Ebene (rote Blutkörperchen) – ansetzen. Das Problem:[12] Bei herkömmlichen Blutuntersuchungen werden nur die Serumwerte für Zink, Magnesium[13], Selen, Vitamine etc. berücksichtigt; die Speicher in den roten Blutkörperchen können jedoch schon längst leer sein, wenn der Spiegel im Serum noch voll ist. Erst bei Überschreiten einer bestimmten Schwelle schlagen sich die Defizite auch im Blut nieder. Genau hier liegt das Dilemma der von Ärzten routinemäßig durchgeführten Blutuntersuchungen, bei denen lediglich das Serum in Augenschein genommen wird: Der Mangel besteht vielleicht längst, ohne dass er mit herkömmlichen Methoden gemessen werden kann (siehe auch Abb. 5.7).

---

11 *Kuklinski, Cooper, Glagau, Rath, Dietl/Gesche* und andere

12 Die vorliegend aufgeführten Aspekte beziehen sich auf die Diskussion während des dritten Forums für Orthomolekulare Medizin 1995 in Langenfeld.

13 *Liesen/Baum* weisen in ihrem Buch „Sport und Immunsystem" auf die Probleme der korrekten diagnostischen Erfassung von Serumwerten bezüglich der Mineralstoffe hin. Untersuchungen zeigen zum Beispiel, dass hoch dosierte Magnesiumgaben über einen längeren Zeitraum zu einer nachweisbaren Erhöhung auf der zellulären Ebene (rote Blutkörperchen) führen, während die Serumwerte unverändert bleiben.

Ein Mangel an Vitaminen und Spurenelementen ist unter der Bevölkerung weit verbreitet[14], ohne dass der Einzelne es bemerkt. Wie sollte er auch? Nicht einmal der routinemäßige Bluttest bringt es ans Licht, und körperlich eindeutige Symptome treten erst spät auf. Tatsache ist: Zwischen dem Soll- und dem Istzustand liegen meist Welten. So hat eine wissenschaftliche Untersuchung ergeben, dass große Unterschiede zwischen der geforderten und der tatsächlichen Selen-, Kupfer-, Mangan- und Zinkaufnahme mit der Nahrung bestehen (siehe auch Abbildung 5.8).[15] In einer weiteren Untersuchung wird die Unterversorgung mit Magnesium, Zink und Selen mit Hilfe der zellulären Messung (in den roten Blutkörperchen) ebenfalls nachgewiesen.[16] Bei beruflich besonders belasteten Menschen, welche die von Ernährungswissenschaftlern geforderten 600 bis 800 g frisches Obst und Gemüse pro Tag nicht essen – und dies ist bei fast 90 Prozent der Bevölkerung der Fall –, verstärken sich die Defizite von Tag zu Tag.

Symptome	Nachweisbarkeit
Stufe 1	
Teilweise Leerung des Vitaminspeichers im Gewebe	Laborwerte des Blutserums und Gesundheitszustand sind noch unverändert
Stufe 2	
Verstärktes Aufbrauchen körpereigener Reserven	Der Blutserumspiegel ist weiterhin konstant. Die Laborwerte zeigen eine verminderte Vitaminausscheidung im Urin an
Stufe 3	
Einschränkung vitaminabhängiger Enzymreaktionen	Der Blutserumspiegel zeigt leichte Veränderungen
Stufe 4	
Zunehmende Veränderungen des Gesundheitszustandes mit erhöhter Infektanfälligkeit, verschlechtertem Allgemeinbefinden, nachlassender Belastbarkeit, Kopfschmerzen etc.	Noch kein dramatischer Abfall der Vitaminwerte (Serum) im Labor erkennbar
Stufe 5	
Charakteristische Mangelsymptome sind offensichtlich. Sie lassen sich aber durch entsprechende Substitution von Vitaminen noch beheben	Abfall der Laborwerte erkennbar
Stufe 6	
Entstehung irreparabler Gewebe- und Organschäden. Sie können zu schweren, bleibenden Krankheitszuständen beziehungsweise zum Tod führen	Abfall der Laborwerte erkennbar

5.7 *Die Sechs-Stufen-Analyse* zeigt die Symptome von Vitaminmangel unterschiedlicher Stärke und ihre Nachweisbarkeit im Serum auf.*

Eine unzureichende Zufuhr von Flüssigkeit verursacht Durst – eine jahrzehntelange Unterversorgung mit Vitaminen und Spurenelementen führt dagegen ohne Alarmsignal zu Erkrankungen. Sie entwickeln sich schleichend und bleiben lange Zeit unentdeckt, bis oft unerklärliche Symptome auftre-

[14] Nach *Rath*
[15] Nach *Kuklinski*
[16] Die Untersuchung fand im Rahmen eines Forschungsprojektes von Saluto mit der Firma Alcina (Bielefeld) statt. Das Thema: „Einfluss der dosierten körperlichen Bewegung und Supplementierung von Vitaminen und Spurenelementen auf das Immunsystem".

* Sechs-Stufen-Analyse nach *Brubacher*, 1983; aus *Glagau/Ohlenschläger:* „Vitalstoffe – Bausteine der Gesundheit"

ten. Häufig bleibt die Ursache unbekannt.[17] Den Ausweg aus dieser Situation suchen immer mehr Wissenschaftler und Ärzte in der „Medizin auf Zellniveau" (Orthomolekulare Medizin). Die Devise lautet: Gesundheit und Krankheit werden auf der Ebene von Millionen von Zellen entschieden, die unseren Körper und seine Organe aufbauen.[18] Nur in diesen winzigen Bausteinen kann daher die Lösung liegen, dort werden Defizite erkennbar und können entsprechend behandelt werden.

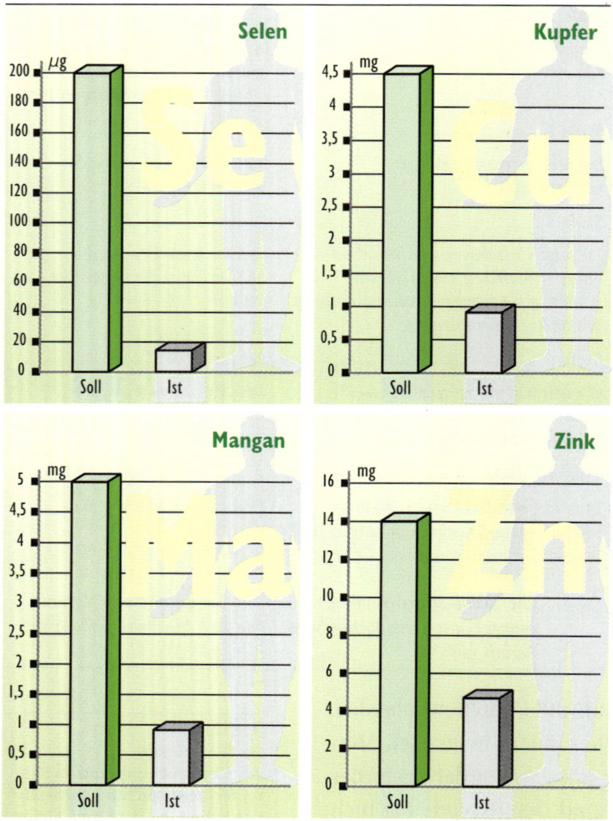

5.8 *Durchschnittliche tatsächliche Aufnahme der Spurenelemente Selen, Kupfer, Mangan und Zink im Vergleich zum Tagesbedarf eines Erwachsenen*

5.3. Mehr Vitamine und Spurenelemente bei Stress

5.3.1. Freie Radikale machen krank

Stress gibt es überall: ob im Beruf, im Privatleben, infolge einer Krankheit, aufgrund von Umweltverschmutzung oder wenn es darum geht, sportliche Höchstleistungen zu erbringen. In diesen Zeiten erhöhter Belastung steigt der Bedarf an Antioxidantien (Beta-Carotin, Vitamin C und E, Selen etc.) enorm – im Fachjargon spricht man von „erhöhtem oxidativen Stress". Antioxidativ wirksame Stoffe werden für den Aufbau körpereigener Enzymsysteme benötigt, die vor dem Angriff der Freien Radi-

[17] Siehe *Dietl/Gesche*, *Rath* und *Ohlenschläger/Guzek*
[18] Nach *Rath*

kale – das sind aggressive, reaktionsfreudige Sauerstoffmoleküle – schützen.

Freie Radikale haben in Zeiten von körperlicher und geistiger Höchstleistung Konjunktur. Sie greifen körpereigene Eiweiße, Fette sowie Zellstrukturen an, können die Erbsubstanz schädigen und sind ein bedeutsamer Risikofaktor für Herz-Kreislauf-Erkrankungen.[19] Da diese angriffslustigen Moleküle bei Entzündungsreaktionen im Körper ebenfalls vermehrt auftreten, sind Personen, die an Rheuma oder Gicht leiden, besonders gefährdet. Infolge äußerer Einflüsse wie Zigarettenrauch, Schadstoffe (Pestizide etc.), Röntgen-, UV-Strahlung, psychischem Stress (beruflich und privat) werden Freie Radikale ebenso gebildet wie bei erschöpfenden, körperlichen Belastungen. Jede Zelle muss täglich etwa 10 000 Attacken abwehren.

Vitamine, Spurenelemente, Aminosäuren etc. fasst man unter dem Begriff **Antioxidantien** zusammen. Sie „fangen" Freie Radikale und machen sie unschädlich.

5.3.2 Vitalstoffe stärken Herz und Kreislauf

Natürliche Antioxidantien werden bei der Zerstörung der „Freien" vollständig verbraucht. Da der Körper sie nicht selbst bilden kann, müssen sie mit der Nahrung regelmäßig und in ausreichend hoher Dosierung zugeführt werden. Geschieht das nicht, steigt das Risiko zu erkranken.

Anhand von Studien[20] lässt sich beispielsweise belegen, dass es einen Zusammenhang zwischen einer schlechten Versorgung mit Antioxidantien und der Verkalkung von Blutgefäßen gibt. Weitere Untersuchungen zeigen: Je reicher das Blut an Vitamin C, E und Beta-Carotin etc. ist, desto niedriger ist die Wahrscheinlichkeit für Herz-Kreislauf-Erkrankungen. Ein hoher Vitaminblutspiegel kann bei entsprechender Lebensweise auch das Schlaganfallrisiko für Menschen über 65 Jahre um 30 Prozent reduzieren und ist damit für die Gesundheit von weitaus größerer Bedeutung als klassische Risikofaktoren wie Cholesterin.[21] Bei der Nachsorge von Diabetes mellitus oder Bluthochdruck lassen sich mit zusätzlichen Vitamingaben ebenfalls Behandlungserfolge erzielen. Außerdem stabilisieren „orthomolekulare Substanzen" (Antioxi-

Herz-Kreislauf-Erkrankungen treten infolge einer zellulären Unterversorgung mit Vitalstoffen besonders häufig auf, weil die hierbei betroffenen Zellen einen großen Umsatz an Vitaminen und anderen Mikronährstoffen haben.* Der erhöhte Verbrauch erklärt sich aus der besonders hohen mechanischen Beanspruchung des Herzens aufgrund seiner Pumpfunktion und der Arterienwände aufgrund der Pulswellen.

19 Nach *Ohlenschläger*
20 Nach *Ohlenschläger*
21 Nach *Ohlenschläger*, *Rath* und *Dietl/Gesche*

* Laut *Rath* liegt die Hauptursache für viele chronische Erkrankungen im Versiegen der Bioenergiequellen (Mikronährstoffe) in Millionen Zellen unseres Körpers.

dantien wie Vitamine, Mineralstoffe und Aminosäuren) das Immunsystem.[22]

Das Potenzial der Antioxidantien ist von medizinischer Seite längst noch nicht ausgeschöpft. Ständig werden neue Krankheiten entdeckt, gegen die sich die Mikronährstoffe erfolgreich einsetzen lassen.

5.3.3 Mit Mikronährstoffen zu maximaler Konzentrationsfähigkeit

Kreativität im Alter entwickeln

Bei einer Podiumsdiskussion im Jahr 1998 beschreibt ein Mediziner (Schwerpunkt Orthomolekulare Medizin) die Ergebnisse einer bislang unveröffentlichten Untersuchung: Den Bewohnern eines ostdeutschen Altersheims – 1000 Menschen zwischen 60 und 75 Jahren – wurden ein halbes Jahr lang Mikronährstoffe „verschrieben". Der Hintergrund: Ältere nehmen Vitamine, Mineralstoffe, Amino- und Fettsäuren über die Nahrung viel schlechter auf als Jüngere, mit Hilfe von Nahrungsergänzungsmitteln lassen sich die fehlenden Substanzen gezielt zuführen. Die eine Hälfte der Teilnehmer erhielt Verum- (wirklich vorhandene Mikronährstoffe) und die andere Gruppe Placebopräparate. Weder die Versuchsteilnehmer noch die behandelnden Ärzte wussten, wer welche Mittel einnahm.

Acht Wochen nach Testbeginn fiel auf, dass ein Teil der Senioren Verhaltensänderungen zeigte – beispielsweise durch regelmäßiges Zeitungslesen wieder aktiv am Zeitgeschehen teilnahm oder zunehmend Kreativität entwickelte. Die Überprüfung ergab: Es handelte sich um jene Gruppe von Menschen, der Mikronährstoffe in höherer Dosis zugeführt worden war. Eine Analyse der Ernährungsweise (Kantinenkost) innerhalb dieser acht Wochen zeigte erhebliche Defizite bei allen Teilnehmern. Der Schluss lag nahe, dass die Zufuhr von Vitaminen und Spurenelementen die nach knapp zwei Monaten auftretende enorme Leistungssteigerung ausgelöst hatte. [23]

[22] Nach *Rath*

[23] Nach *Rath;* vorliegendes Untersuchungsergebnis wird mittlerweile von weiteren Studien, zahlreichen Erfahrungsberichten und Resultaten zellulärer Blutuntersuchungen gestützt.

Die regelmäßige Einnahme orthomolekularer Substanzen in ausreichend hoher Dosierung steigert die geistige (und körperliche) Leistungsfähigkeit bei Alt und Jung. Schon Linus Pauling wusste von der Wirkung auf die Psyche. Oft konnte er psychische Mangelsymptome bei Menschen bereits beobachten, lange bevor sich die Defizite körperlich bemerkbar gemacht hatten. Pauling erklärte diese Tatsache damit, dass das Gehirn empfindlicher als alle anderen Organe auf eine veränderte Zufuhr von Mikronährstoffen reagiert.

5.3.4 Nimm zwei: Vitamine und Spurenelemente naschen

Um den täglichen Bedarf an „Radikalfängern" eines unter nur mittelmäßig körperlicher oder geistiger Anspannung stehenden Menschen zu decken, sind enorme Mengen an Nahrungsmitteln notwendig. Laut Vorgaben der Orthomolekularen Medizin für Otto Normalverbraucher ist die Tagesdosis Vitamin C (500 mg) beispielsweise in 10 Kiwis enthalten. Wer genügend Vitamin E (100 mg) zu sich nehmen möchte, muss sogar 1 kg Erdnüsse oder 150 g Olivenöl – innerhalb von 24 Stunden! – verspeisen (siehe Abb. 5.9). Die Wirkstoffverluste durch unsachgemäße Lagerung und Zubereitung wurden bei diesen Angaben noch nicht einmal berücksichtigt. Betrachtet man die Nahrungsberge, die ein Minimum an Versorgung gewährleisten, dann wird klar, dass kein Mensch so viel essen kann.

Lebensmittel	Vitamin C (200 mg)	Vitamin E (100 mg)	Beta-Carotin (15 mg)
Obst			
Orangen	250 g		
Äpfel	ca. 3 kg		
Bananen	ca. 3 kg		
Aprikosen	ca. 500 g		800 g
Gemüse			
Kartoffeln	ca. 1 kg		ca. 5 kg
Kopfsalat	ca. 1 kg		ca. 1,5 kg
Brokkoli	ca. 250 g		ca. 800 g
Möhren (Karotten)	ca. 500 g		ca. 250 g
Spargel	ca. 1 kg		ca. 1,5 kg
Tomaten	ca. 1 kg		ca. 1,5 kg
Nüsse, Öl			
Erdnüsse		1 kg	
Walnüsse		1,5 kg	
Sonnenblumenöl		150 g	
Olivenöl		150 g	

5.9 *Antioxidantien in Nahrungsmitteln**

* Aus *Glagau/Ohlenschläger*

5.3.5 Optimale Nährstoffmengen

Bei der Diskussion um die für den Körper optimalen Mikronährstoffmengen gehen die Meinungen weit auseinander. Nach den Vorgaben der Deutschen Gesellschaft für Ernährung (DGE) liegt der Bedarf teilweise um das Vier- bis Fünffache niedriger als der von den Orthomolekularen Medizinern ermittelte (siehe Abb. 5.10, 5.11 und 8.3, 8.4 auf den Seiten 173-175 im Anhang). Woher kommen diese unterschiedlichen Sichtweisen? Die DGE errechnet zum Beispiel Durchschnittswerte, um Mangelerscheinungen auf die Spur zu kommen. Körperlich oder geistig extrem Belastete genügen diesem Durchschnitt jedoch nicht einmal annähernd: Ihr Bedarf ist

Mineralien/ Spuren-elemente	tägliche Dosierung	orthomolekulare Dosierung		Vorkommen in der Nahrung	Funktion und Anwendungsgebiete
		min.	max.		
Zink	10 – 20 mg	5 mg	25 mg	alle Nahrungsmittel tierischer Herkunft enthalten relativ viel Zink, pflanzl. relativ wenig	Bestandteil von vielen Enzymen und vielfach zugleich deren Aktivator, wichtig für die Immunabwehr
Selen	100 – 200 µg	50 – 200 µg	250 – 300 µg	Seefisch, Fleisch, Eier, Getreideprodukte	schützt Zellen, Chromosomen und Leber gegen Strahlenwirkung
Magnesium	150 – 300 mg	350 mg (bei Hochleistungs-sportlern bis zu 700 mg)	500 mg	Fleisch, Vollkornprodukte, Nüsse, Hülsenfrüchte, Milch	aktiviert mehr als 300 Enzyme, wichtig für Eiweißsynthesen, Muskelfunktionen, die Nervenreizbarkeit, den Aufbau von Knochensubstanz und Sehnen
Vitamine					
Vitamin C (Ascorbinsäure)	75 – 100 mg	500 mg	1000 mg	Zitrusfrüchte, Obst, Gemüse wie Kartoffeln, Salate	schwächt Erkältungen und Infektionen ab, verringert Schwermetall- und Nitrosaminbelastungen, wichtig für den Fettstoffwechsel
Vitamin B_9 (Folsäure)	200 µg	300 µg	800 µg	grünes Gemüse, Hefe und Innereien (hauptsächlich); Fisch und Fleisch (gering)	Beteiligung am Aminosäuren-stoffwechsel

5.10 *Mineralstoffe und Vitamine – Vorkommen, Funktion und Bedarf (verglichen wird der Bedarf nach den Vorgaben der Deutschen Gesellschaft für Ernährung DGE mit den Empfehlungen laut Orthomolekularer Medizin).* Weitere Vitalstoffe finden Sie in Abbildung 8.3 im Anhang.*

* Nach *Glagau/Ohlenschläger*

wesentlich höher als in den Nährstofftabellen angegeben. Zudem wird der Einfluss von Vitaminen und Spurenelementen nach Meinung der Orthomolekular-Mediziner nach wie vor unterschätzt.[24] Unterschiedliche Angaben über die genaue Dosierung von Mikronährstoffen haben häufig aber auch etwas mit der Frage zu tun, ob die Substanz vorbeugend wirken soll oder wegen einer bereits bestehenden Krankheit eingenommen wird.[25] Die Dosis für eine vorbeugende Maßnahme liegt deutlich unter der für die Therapie.

Fazit: Hält man sich an die Richtwerte der Orthomolekularen Medizin, bedürfen gerade beruflich gestresste Menschen, aber auch Leistungssportler einer wohl dosierten Zufuhr von Vitaminen und Spurenelementen über das normale Maß als Bestandteil der Nahrung hinaus. ***Die gesunde Ernährung durch ein auch noch so reichhaltiges Angebot an Milchprodukten, Obst, Gemüse und Fleisch allein deckt den Bedarf nicht.*** Vor den extremen amerikanischen Verhältnissen sei allerdings gewarnt: „Pillen schlucken und Fast Food essen" kann nicht die Lösung sein, denn eine ausgewogene Ernährung ist ein wichtiges Element für ein langes und gesundes Leben.

5.3.6 Interview: Pro und contra hohe Dosierung

Der 44-jährige Manager Matthias Z. will es genau wissen. Nachdem er sich über das Nerven- und das Immunsystem, Herz, Blut und den Energiestoffwechsel kundig gemacht hat (Kapitel 4), entwickelt er sich jetzt zum Experten in Ernährungsfragen. Was es mit den hohen Dosierungen der Mikronährstoffe in der Orthomolekularen Medizin auf sich hat, wollte Matthias Z. vom Autor Dr. Elmar Wienecke wissen.

MZ: „Warum werden die individuellen Ansprüche bezüglich der Dosierung nicht berücksichtigt?"

EW: „Eine individuelle Berücksichtigung bei der Zufuhr von Mikronährstoffen ist heute noch nicht möglich.

Nicht im Supermarkt erhältlich

Die Forderung der Orthomolekular-Mediziner nach hohen Dosierungen und der gleichzeitigen Einnahme von vielen Substanzen (s. Kapitel 5.2.1) ist schwierig zu realisieren. Denn diese Präparate sind in Deutschland im freien Handel nicht erhältlich, da sie als Arzneimittel deklariert werden müssen.

orthomolekulare Substanzen	tägliche Dosierung
Vitamine	
Vitamin C	500 - 1000 mg
Vitamin B9 (Folsäure)	0,4 - 1 mg
Mineralien/Spurenelemente	
Magnesium	300 - 350 mg
Selen	100 - 200 µg
Zink	10 - 20 mg

5.11 *Dosierungsvorschläge für orthomolekulare Substanzen bei extrem belasteten Menschen*; weitere Substanzen finden Sie im Anhang in Abb. 8.4.*

[24] Nach *Rath*

[25] Nach *Ohlenschläger/Guzek*

* Teilweise modifiziert aus *Glagau/Ohlenschläger*

In den nächsten Jahrzehnten wird dieser Punkt aber ein zentrales Thema der Forschung sein. Eine unterschiedliche Dosierung wird derzeit in der Vor- und Nachsorge von Erkrankungen vorgenommen.

MZ: „Es gibt Kritiker, die behaupten, die Dosierungen der Mikronährstoffe nach dem Motto – ‚Viel schlucken, und das für immer' – seien bedenklich?"

EW: „Dosierungen im Sinne der Orthomolekularen Medizin stellen keine gesundheitlichen Gefahren dar. Die Zufuhr von Vitaminen und Spurenelementen hängt entscheidend von dem Ernährungsverhalten des Einzelnen ab. Wer zum Beispiel täglich 600 bis 800 g frisches Obst und Gemüse isst – wie ernährungswissenschaftlich gefordert –, bei dem kann auch eine niedrig dosierte Nahrungsergänzung ausreichen. Dies setzt allerdings eine disziplinierte Verhaltensweise voraus. Zudem sind die Nährstoffverluste durch falsche Lagerung zu berücksichtigen, denn nur wenige Personen können ihr Gemüse direkt aus dem Garten beziehen. Außerdem muss nicht jeder ‚ununterbrochen viel schlucken'. In manchen Fällen reicht die Einnahme von Oktober bis März aus. Bei beruflich permanent unter Stress stehenden Personen ist allerdings eine fortlaufende Zufuhr von Nahrungsergänzungsmitteln angezeigt."

Unsolide Lebensweise lässt sich nicht mit der Zufuhr von Mikronährstoffen kompensieren!

MZ: „Lässt sich der Mikronährstoffbedarf für jedes Individuum in absehbarer Zeit genau berechnen?"

EW: „Erste Untersuchungsergebnisse an der Technischen Universität in München zeigen, dass der individuelle Bedarf des Menschen mit Hilfe gentechnischer Methoden bestimmt werden kann: Stoffwechselgene können Rückschlüsse auf den persönlichen Vitaminbedarf geben. Bis zur ‚Serienreife' der Gentests werden aber noch einige Jahre vergehen. Es gibt auch jetzt schon die Möglichkeit, das Blut auf seinen Gehalt an Mikronährstoffen zu untersuchen. Allerdings wäre es empfehlenswert, zelluläre Messungen vornehmen zu lassen: Dies gilt vor allem für Magnesium, Zink, Selen und Folsäure."

MZ: „Welche Mikronährstoffe sind die Besseren – natürliche oder synthetische?"

EW: „Nach Ohlenschläger ist es dem Körper völlig egal, ob ein Mikronährstoff aus natürlichen oder synthetischen Teilen besteht. Entscheidend ist das wirksame Molekül und in welcher Form dieses vom Körper verwertet werden kann. Natürliches Vitamin E wird zum Beispiel wesentlich besser aufgenommen als synthetisches. Faktisch bedeutet dies allerdings nur, dass mehr industriell hergestelltes Vitamin E zugeführt werden muss, um die gleiche Menge verwerten zu können wie beim natürlichen Vitamin E. Achten Sie bei dem Kauf von Mikronährstoffpräparaten unbedingt auf die Qualität. Hier bestehen große Unterschiede. ‚Billigprodukte' können zum Beispiel verunreinigt sein."

MZ: „Ist es sinnvoll, Mikronährstoffe über den Tag verteilt zu nehmen?"

EW: „Das ist ein sehr wichtiger Aspekt. Wir unterscheiden wasserlösliche (Vitamin C, B-Vitamine) und fettlösliche Vitamine (A, D, E, K). Gerade die wasserlöslichen haben eine so genannte Halbwertzeit, das heißt, ihre Wirkung lässt schon nach 6 Stunden deutlich nach. Entscheiden Sie sich daher entweder für eine Retardform (zeitlich verzögerte Abgabe) oder verteilen Sie die Einnahme über den Tag (z. B. morgens und am frühen Nachmittag)."

5.3.7 Verbrauchertipps: Welche Produkte sind empfehlenswert?

Das Angebot an Nahrungsergänzungsmitteln hat in den vergangenen Jahren inflationäre Ausmaße angenommen. Der Laie ist angesichts der Produktvielfalt kaum noch in der Lage, den Markt zu überschauen, geschweige denn zu beurteilen. Im Folgenden erhalten Sie daher ein paar Tipps, wie Sie sich im Präparatedschungel zurechtfinden können und Ihr Portemonnaie dabei schonen.

Coenzym Q10

fängt Freie Radikale und ist wichtig für die Energieerzeugung im Herzen. Außerdem zeigt das Vitaminoid eine sehr positive Wirkung bei vorliegender Herzinsuffizienz. Wegen seiner aufwendigen Herstellung ist dieser Mikronährstoff besonders teuer.

- Entscheidend für den Kauf sind die ***Dosierungen***: Vergleichen Sie die für die Nahrungsergänzungsmittel angegebenen Wirkstoffmengen. Weniger Tabletten mit mehr Inhalt zahlen sich häufig in barer Münze aus.[26]
- ***Informieren Sie sich im Vorfeld*** darüber, in welcher Menge Sie einen Nährstoff zu sich nehmen müssen, um eine Wirkung zu erzielen. Für das Coenzym Q10 zum Beispiel wird eine Dosis von 15 bis 50 mg täglich angegeben. 5-mg-Dosierungen machen daher keinen Sinn, weil die gewünschte Wirkung wegen der niedrigen Konzentration ausbleiben würde.
- Oft werden auf Verpackungen nur die ***chemischen Verbindungen*** aufgeführt, in denen der Mikronährstoff vorliegt. Beispiel Magnesiumaspartat: Wichtig ist in diesem Fall nicht die Menge der Verbindung – sie wiegt immer mehr als das reine Mineral –, sondern die des Magnesiums. Achten Sie also auf die Deklaration und scheuen Sie sich nicht, im Zweifelsfall einen Fachmann zu Rate zu ziehen.
- Verbraucher werden mit unterschiedlichen ***Maßeinheiten*** konfrontiert: Die meisten Mikronährstoffe werden in Milligramm (mg) oder Mikrogramm (μg) aufgeführt. Vitamin E wird häufig in I. E. (Internationale Einheiten) angegeben; eine I. E. entspricht etwa 1,5 mg. Die Orthomolekulare Medizin empfiehlt eine Tagesdosis von

[26] Ein Problem, auf das die Konsumenten bei der Anwendung von Mikronährstoffen immer wieder stoßen werden, hängt mit der exakten Dosierung zusammen: Es gibt keine einheitlichen Studien, auf deren Grundlage sich wirksame Mengen genau angeben lassen. Der Leser kann davon ausgehen, dass sämtlichen Mengenangaben, die in diesem Buch gemacht werden, Untersuchungen zugrunde liegen, bei denen die gesundheitliche Unbedenklichkeit nachgewiesen wurde.

100 bis 250 mg Vitamin E, das sind also 70 bis 170 Internationale Einheiten.

- Herkömmliche Multivitamin-Brausetabletten sind angesichts ihrer geringen Dosierung nutzlos. Wirkungslos ist auch die isolierte Zufuhr einzelner Stoffe. Bei der Zusammenstellung einer ***optimalen Nahrungsergänzung*** sind daher Präparate zu bevorzugen, die viele und in ihrer Wirkung aufeinander abgestimmte Mikronährstoffe enthalten (siehe Kapitel 5.2.1).
  Zu empfehlen sind höher dosierte B-Vitamine, Fischölpräparate,[27] Vitamin-E-Magnesium-Kombinationstabletten und Mikronährstoffe in komplexer Form (Q10, Zink, Magnesium, Selen) als Trinkpulver.
- Für eine ausreichende Versorgung mit Nahrungsergänzungsmitteln sollte der Verbraucher pro Tag einen Preis zwischen 1,28 und 1,59 Euro (2,50 und 3,10 DM) einplanen.

5.4 Das Cholesterin-Weltbild ist Geschichte

Cholesterin ist kein „Zivilisationsgift" und für den Organismus keine Fremdsubstanz, sondern unentbehrlich. Nachzulesen ist diese These in dem Buch „Herzaktive Nährstoffe"[28]. Das Cholesterin-Weltbild scheint damit überholt – und mehr noch: Das Lipid (= Fett) wird mittlerweile sogar als wichtiger Bestandteil der Zellwände gepriesen, weil es die Zellstruktur bei mechanischer Beanspruchung stabilisiert. Außerdem garantiert die Substanz die Flexibilität und Festigkeit der roten Blutkörperchen und wird zur Bildung von Gallensäuren und verschiedener Hormone benötigt. Der Cholesteringehalt eines Menschen liegt mit 140 g außerordentlich hoch: Allein das Gehirn enthält 40 g.

CHOLESTERIN
ist bei Gefäßerkrankungen nicht mehr Risikofaktor Nummer eins. Wenn es um ein erhöhtes Herzinfarktrisiko geht, haben Fibrinogen, Homocystein und Lipoprotein (α) dem Cholesterin längst den Rang abgelaufen (siehe Kapitel 5.4.1, 5.4.2, 5.4.3).

Cholesterin stellt der Körper selbst her, aber nur dann, wenn nicht genügend über die Nahrung zugeführt wird. In einem Ei zum Beispiel steckt mit 200 bis 300 mg nur ein

[27] Nach *Ohlenschläger*
[28] Nach *Dietl/Gesche*

kleiner Teil dessen, was unser Organismus täglich produziert (ungefähr 2 bis 3 g). Essen Sie also morgens unbesorgt Ihr Frühstücksei! Wenn viel Cholesterin über die Nahrung zugeführt wird, drosselt der Körper die Produktion automatisch, isst man wenig, kurbelt er sie wieder an. Dies bedeutet, dass der Blutspiegel mit einer niedrigen Cholesterinzufuhr, zum Beispiel bei einer Diät, langfristig kaum entscheidend zu regulieren ist.[29] Studien, die eine cholesterinarme Ernährung propagieren, berücksichtigen einen meist viel zu kurzen Zeitraum von etwa vier Wochen.[30] In dieser Zeit sinkt der Blutfettspiegel bei plötzlicher cholesterinarmer Ernährung tatsächlich vorübergehend, weil der Körper die Eigenproduktion nicht so schnell hochfahren kann.

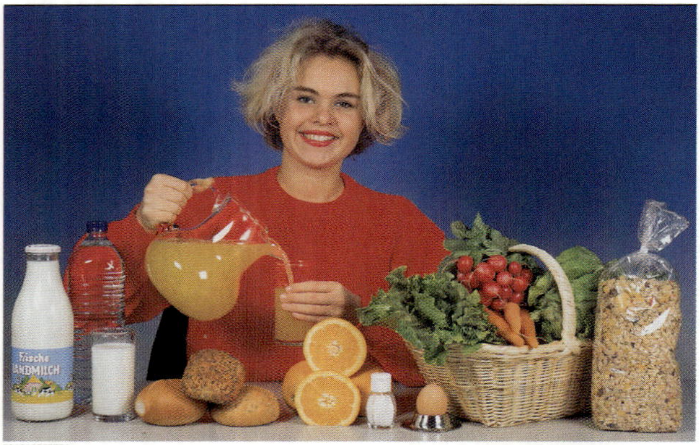

5.12 *Das Frühstücksei ist Bestandteil einer vollwertigen Ernährung. Denn Eier enthalten nicht so viel schädliches Cholesterin wie häufig angenommen wird.*

Nur durch eine erhöhte Zufuhr von Mikronährstoffen wie Vitamin C, B3 und B5, Omega-3-Fettsäuren etc. lässt sich der Cholesterinspiegel auf Dauer erheblich senken.[31] Eine fettarme Diät mit viel Obst und Gemüse ist zwar zu empfehlen, die Auswirkung auf den Cholesterinwert darf jedoch nicht überschätzt werden.[32]

Böse oder gut?

Cholesterin ist eine wasserunlösliche Fettsubstanz. Als Transportvehikel dienen bestimmte Eiweiße, so genannte Apoproteine. Im Fachjargon heißt diese Kombination aus Fett und Transporteiweiß auch Lipoprotein. Klassifiziert werden die Lipoproteine nach ihrer Dichte, die je nach Fettgehalt hoch oder niedrig sein kann. Unterschieden wird...

29 Nach *Dietl/Gesche*
30 Nach *Berner*
31 Nach Aussagen von *Rath, Dietl/Gesche* und *Ohlenschläger/Guzek*
32 Nach *Dietl/Gesche*

- das ***„böse Cholesterin"*** (LDL), welches herzschädigende Lipoproteine mit niedriger Dichte und hohem Cholesterinanteil enthält, vom...
- ***„guten Cholesterin"*** (HDL), bestehend aus „herzfreundlichen" Lipoproteinen mit hoher Dichte und niedrigem Cholesteringehalt.

Nur die Messung dieser Untergruppen als Indikator für ein erhöhtes Herzinfarktrisiko macht Sinn. Denn während das HDL-Cholesterin eine gefäßschützende Wirkung besitzt, ***kann*** das LDL-Cholesterin zu gefäßverengenden Ablagerungen an den Arterienwänden führen, muss aber nicht. Denn ein erhöhter Gesamtcholesterinspiegel in Verbindung mit einem erniedrigten „guten" oder erhöhten „bösen" Cholesterinwert lässt nach neuesten wissenschaftlichen Ergebnissen das Risiko für kardiovaskuläre Erkrankungen noch nicht wesentlich steigen (siehe Kapitel 5.4.1).

In jedem Fall übt ***körperlich moderates Training*** einen positiven Einfluss aus: Es erhöht den HDL- und vermindert den LDL-Cholesterin-Spiegel.

CHOLESTERINWERT

Der Blutspiegel für das Gesamtcholesterin (in mg/dl) eines Menschen beträgt durchschnittlich etwa *200 + Lebensalter*. Das „gute" HDL-Cholesterin sollte mehr als 35 mg/dl betragen, das „böse" LDL-Cholesterin weniger als 150 mg/dl.

5.4.1 Lipoprotein (α) – zehnmal so gefährlich wie Cholesterin

Im Normalfall ist das Lipoprotein (α) ein nützlicher Stoff. Enthält das Blut allerdings zuviel von dieser Substanz, sind gefäßverengende Ablagerungen und Verdickungen an den Gefäßwänden die Folge.[33] Zudem regt ein hoher Lp-(α)-Spiegel das Zellwachstum in der Arterienwand an und stört die Auflösung von Blutgerinnseln. Laut Framingham Herzstudie[34] stellt die Substanz einen zehnmal größeren Risikofaktor für Herzinfarkte dar als Cholesterin bzw. LDL-Cholesterin.[35] Bei niedrigem Lp-(α)-Gehalt bedeutet auch ein erhöhter LDL-Spiegel nur eine mäßige Gefahr. Kein Wunder also, dass erhöhte Lipoprotein-(α)-Werte vor allem bei Herzinfarkt-Patienten diagnostiziert werden.

LIPOPROTEIN (α)

dient dem Körper als „Klebstoff", wenn ein Blutgefäß verletzt ist, es hilft Gefäßwände abzudichten. Lp (α) besteht aus LDL-Cholesterin, umschlungen von einem zusätzlichen Eiweißmolekül, dem Apoprotein (α). Apo (α) stellt eines der klebrigsten Eiweiße des menschlichen Stoffwechsels dar.

33 Nach *Dietl/Gesche*
34 Größte Risikofaktorenstudie der Welt
35 Nach *Rath*

In Verbindung mit den primären Auslösern Vitaminmangel und instabile Arterienwände gilt Lipoprotein (α) heute als der wichtigste sekundäre Risikofaktor für kardiovaskuläre Erkrankungen (siehe Abbildung 5.13). Lp (α) erhöht die Wahrscheinlichkeit für...

- Herzinfarkte;
- Schlaganfälle;
- erneute Verschlüsse der Koronararterie (Herzkranzarterie) nach einer Ballondilatation (bei der Ballondilatation wird Druck auf einen winzigen Ballon gegeben, der an der Spitze eines Katheters sitzt, eine Verengung wird so „weggesprengt");
- Wiederverschlüsse der Bypass-Gefäße nach einer Bypass-Operation (bei einer Bypass-Operation wird eine Umleitung um unwiederruflich verstopfte Herzkranzgefäße gelegt).

Anlage erblich

Lp-(α)-Spiegel sind in erster Linie genetisch festgelegt. Dies ist der Hauptgrund dafür, dass Herz- und Gefäßerkrankungen in manchen Familien bereits in jungen Jahren relativ häufig auftreten.*

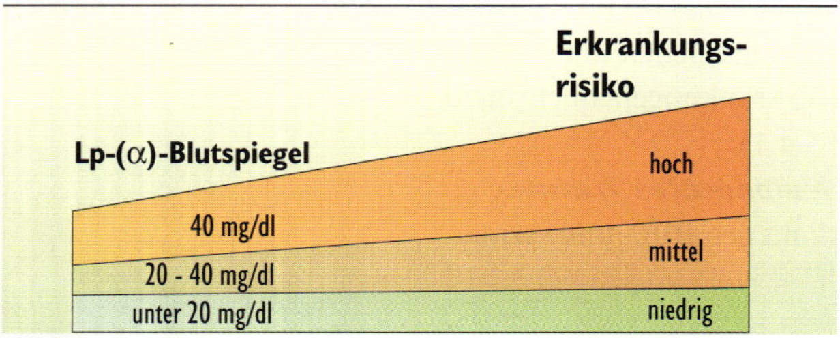

5.13 *Lipoprotein-(α)-Blutspiegel und das Risiko für Herz-Kreislauf-Erkrankungen*

Ursache Nummer eins – die Ernährung

Lp (α) zählt zu den *sekundären* Risikofaktoren, weil die Substanz nur dann die Wahrscheinlichkeit für Herz-Kreislauf-Erkrankungen erhöht, wenn die Gefäßwände durch chronischen Vitamin- und Spurenelementmangel bereits instabil sind. Das allerdings ist heutzutage immer häufiger der Fall. Die derzeitige Ernährungssituation – Fast-Food-Angebote und Vitalstoffverluste in Lebensmitteln – lässt das Risiko bei vorliegenden Lipoprotein-(α)-Spiegeln erheblich in die Höhe schnellen.

Vor allem der Mangel an Vitamin C wird dafür verantwortlich gemacht, dass die Blutgefäßwände an Stabilität verlieren und die Wahrscheinlichkeit einer kardiovaskulären Erkrankung steigt.[36] Viele Untersuchungen haben gezeigt, dass eine erhöhte Vitamin-C-Zufuhr den Lipoprotein-(α)-Spiegel senkt.

[36] Nach *Rath*
* Nach *Dietl/Gesche*

Liegt dagegen ein Defizit dieses Vitamins vor, lagert sich Lp (α) vermehrt in den Gefäßwänden ab, verdickt die Innenschicht und kann so das Entstehen einer Arteriosklerose (siehe Abb. 5.14) fördern.

Vielen Schulmedizinern sind die Zusammenhänge noch unbekannt, so dass die vorbeugende Gabe von Vitaminen, Spurenelementen, Fett- und Aminosäuren innerhalb der Ärzteschaft kontrovers diskutiert wird.

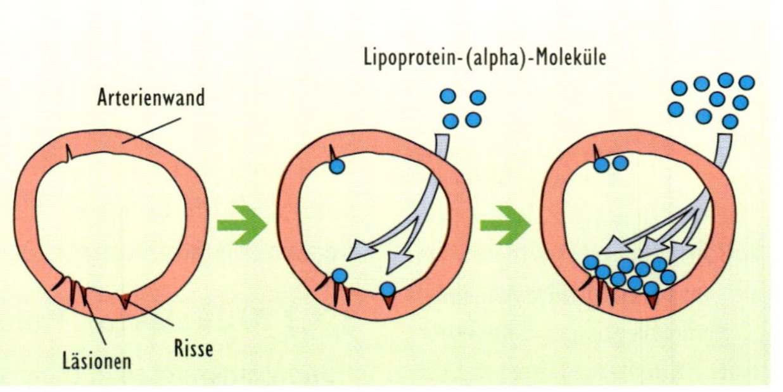

5.14 *Entstehung von Arteriosklerose; Risse und Läsionen an der Arterieninnenwand werden von Lp (α) repariert, indem sich die Substanz an die Zellwände anlagert; ein Zuviel an Reparatur führt zu Ablagerungen.*

5.4.2 Risikofaktor Fibrinogen

Fibrin und Fibrinogen benötigt der Körper bei Verletzungen für die Blutgerinnung. Wird der Gerinnungsmechanismus gestört, können Gefäßablagerungen und Gerinnsel entstehen, die zu einer lebensbedrohenden Verengung der Arterien führen. Dies ist zum Beispiel der Fall, wenn der Fibrinogengehalt das normale Maß übersteigt. Klinische Studien haben ergeben, dass sich das Risiko für Herz- und Gefäßkrankheiten mit der Fibrinogenmenge im Blut erhöht. Umgekehrt kann ein Sinken um 0,15 g pro Liter die Wahrscheinlichkeit für Herz-Kreislauf-Erkrankungen bereits deutlich reduzieren. Niedrige Fibrinogenwerte sind gut für die Gefäße, weil dadurch die so genannten „hämorheologischen“ Eigenschaften (Fließeigenschaften) des Blutes verbessert werden.

Das Erkrankungsrisiko erhöht sich innerhalb des so genannten Normbereichs von 1,5 bis 4,5 g Fibrinogen pro Liter. [37] Es gibt allerdings keine für alle Menschen einheitliche Grenze, bei der von normal oder krankhaft gesprochen werden kann. Die Übergänge sind fließend.

Untersuchungsergebnissen zufolge führt eine ausrei-

FIBRIN/FIBRINOGEN:

Die Klebersubstanz Fibrin dient wie das Lipoprotein (α) zum Abdichten von verletzten Blutgefäßen; mit Hilfe des Gerinnungsfaktors Fibrinogen entstehen aus dem gelösten Fibrin unlösliche Fibrinfäden. Diese fangen die vorbeischwimmenden roten Blutkörperchen wie ein Netz ein und kleben sie mit den Blutplättchen zu einem Pfropf zusammen, der die Wunde verschließt.

[37] Nach *Dietl/Gesche*

Homocystein

ist ein „kurzlebiges“ Stoffwechselzwischenprodukt. Es wird im Körper aus der essentiellen Aminosäure Methionin gebildet. Eiweiße tierischer Herkunft wie Fleisch und Käse enthalten viel, pflanzliches Eiweiß dagegen nur sehr wenig Methionin.

chende Versorgung mit einer Kombination aus ***Mikronährstoffen*** (500 mg Vitamin C, ab 150 mg Vitamin E, Vitamin-B-Komplex, Omega-3-Fettsäuren) zu einem deutlich niedrigeren Fibrinogenspiegel. Die Einnahme solcher Nahrungsergänzungsmittel ist vor allem in der kühlen Jahreszeit angebracht. Denn in den Sommermonaten, wenn frisches Obst und Gemüse reichlich auf den Tisch kommen, sinkt aufgrund der besseren Nährstoffversorgung der Gehalt des Gerinnungsfaktors im Blut sowieso.

5.4.3 Risikofaktor Homocystein

Homocystein, eine in unserer Nahrung nicht enthaltene Aminosäure, ist in größeren Mengen giftig. Normalerweise wird die Substanz mit Hilfe der Vitamine B_6, B_{12} und Folsäure schnell weiterverarbeitet. Ein gestörter Abbau und die Anhäufung von Homocystein im Organismus sind wichtige Ursachen für das Entstehen und Fortschreiten einer Arteriosklerose (siehe Abb. 5.15) – und damit auch für Herzerkrankungen, Schlaganfälle und verstopfte Arterien.

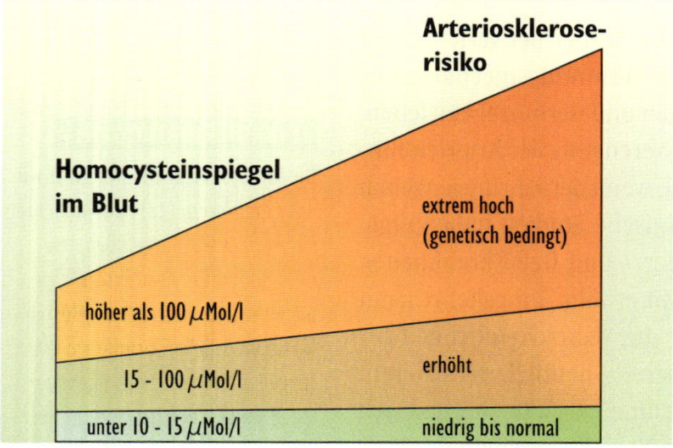

5.15 *Homocysteinspiegel im Blut und das Arterioskleroserisiko*

Homocystein steht in einer wichtigen Beziehung zum Fettstoffwechsel: Es wandelt LDL-Cholesterin in dessen aggressive oxidierte Form um und kann die Bindung von Fibrin an das Lipoprotein (α) um mehr als das Achtfache erhöhen. Die Folge sind erhöhte arteriosklerotische Ablagerungen in den Gefäßwänden.

Eine erhöhte Gabe der ***Vitamine*** B_6, B_{12} und Folsäure beschleunigt den Abbau des Homocysteins erheblich und stellt einen Meilenstein auf dem Weg der Vorsorge von Herz-Kreislauf-Erkrankungen dar.[38]

[38] Nach *Dietl/Gesche*

5.4.4 Fette und Fettsäuren

Die Forderung, die Fettzufuhr um der Gesundheit willen zu reduzieren, ist nur bedingt sinnvoll. Entscheidend ist die Qualität, denn Fett ist nicht gleich Fett. Erst an zweiter Stelle folgt die Quantität. Ein hoher Verzehr stellt für Herz-Kreislauf- und Gefäß-Erkrankungen dann ein erhöhtes Risiko dar, wenn – wie in Deutschland – viele fettreiche tierische Produkte wie Fleisch, Wurst oder Milch verzehrt werden.

Jedes Fettmolekül enthält die Grundsubstanz Glycerin; an ihr sind jeweils drei Fettsäuremoleküle angelagert, die für die Qualität entscheidend sind. Man unterscheidet je nach Aufbau gesättigte und ungesättigte Fettsäuren (siehe Abb. 5.16). Gesättigte und einfach ungesättigte Fettsäuren kann der Körper selbst herstellen. Die mehrfach ungesättigten müssen über die Nahrung zugeführt werden; die wichtigsten davon sind die so genannten Omega-6- (Linolsäure) und Omega-3-Fettsäuren (Linolensäure). Sie werden vor allem für den Zellaufbau und den Stoffwechsel benötigt und von Ernährungswissenschaftlern als essentielle (für den Körper unentbehrliche) Fettsäuren bezeichnet.

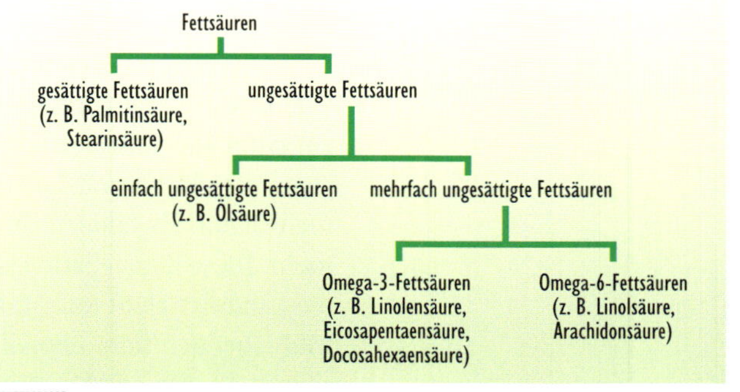

5.16 Die wissenschaftlich-systematische Einteilung der Fettsäuren

Der Bedarf an ***Omega-6-Fettsäuren*** beträgt etwa 7 bis 10 g pro Tag. Ein Mangel ist bei der heutigen Ernährungsweise praktisch ausgeschlossen und tritt eigentlich nur bei wochenlanger fettfreier und intravenöser Ernährung[39] auf. Eine übermäßige Linolsäurezufuhr führt zu einer Schwächung des Immunsystems und einer Senkung des „guten" HDL-Cholesterin-Spiegels. Außerdem fördern die Omega-6-Fettsäuren die Bildung der aggressiven Form des LDL-Cholesterins.

[39] Nach *Dietl/Gesche*

Die Deckung des Bedarfs an den vorwiegend in Fisch und Wild enthaltenen ***Omega-3-Fettsäuren*** (täglich 1 bis 1,2 g) liegt beim Menschen an der unteren Grenze. Von einem – sich allerdings noch nicht offensichtlich in einer Krankheit äußernden – Mangel kann bei einem wesentlichen Teil der Bevölkerung ausgegangen werden. Eine erhöhte Zufuhr der Omega-3-Fettsäuren hat eine günstige gefäßerweiternde sowie gerinnungshemmende Wirkung[40] und wirkt der Entstehung von Arteriosklerose entgegen.

Am gesündesten ist es, wenn das ***Verhältnis von Omega-6- zu Omega-3-Fettsäuren*** möglichst klein ist, das heißt wenn möglichst viele Omega-3-Fettsäuren Bestandteil der Nahrung sind. Eine ungünstige Relation beider Fettsäuren zueinander scheint zum Beispiel mit entscheidend für das zunehmende Auftreten von Herz-Kreislauf-Erkrankungen zu sein. Vor eintausend Jahren nahmen die Menschen 5-mal mehr Linol- als Linolensäuren zu sich, heute sind es 25-mal mehr. Diese Konstellation ist das Resultat der industrialisierten Landwirtschaft und Massentierhaltung, denn das Fleisch wild lebender Tiere enthält wesentlich mehr Omega-3-Fettsäuren als das aus Masttierbetrieben. Pflanzen- sowie Diätmargarine und einige Pflanzenöle tragen ebenfalls zum hohen Anteil von Omega-6-Fettsäuren in unserer Nahrung bei.

FISCHÖLPRODUKTE verdanken ihre Entdeckung den Japanern: Die niedrige Herzinfarktrate der Menschen in Japan wird auf die große Menge Fisch zurückgeführt, welche dort verspeist werden.

In den folgenden Verbrauchertipps erfahren Sie, wie Sie es schaffen, das Verhältnis von Omega-6- zu Omega-3-Fettsäuren so günstig wie möglich zu halten.[41]

Verbrauchertipps

- Reduzieren Sie Ihren Fettkonsum. Essen Sie viel frisches Obst oder Gemüse und weniger Fleisch.
- Bevorzugen Sie Wildgerichte, sie enthalten viele Omega-3-Fettsäuren.
- Essen Sie zwei- bis dreimal pro Woche Fisch. Vor allem Lachs, Hering, Thunfisch und Sardinen – frisch und als Konserve – sind reich an Omega-3-Fettsäuren. Laut Angaben der Deutschen Gesellschaft für Ernährung nehmen die Menschen hierzulande nur 20 g Fisch pro

[40] nach *Dietl/Gesche*
[41] Modifiziert nach *Dietl/Gesche*

Tag zu sich – das sind weniger als vier Fischstäbchen wöchentlich.

- Omega-3-Fettsäuren in Fischölpräparaten wirken positiv auf Herz-Kreislauf-Erkrankungen. Eine Zufuhr von bis zu 1,5 g Fischölkapseln deckt den Tagesbedarf.
- Bevorzugen Sie Lein-, Raps-, Soja-, Oliven-, Walnuss- oder Weizenkeimöle. Verwenden Sie weniger Sonnenblumen-, Maiskeim- und Distelöle; sie enthalten zu viele Omega-6-Fettsäuren (siehe Abb. 5.17).
- Nehmen Sie Butter, da das Verhältnis von Omega-6- zu Omega-3-Fettsäuren hier günstiger ist als bei (Diät-)Margarine. Trotzdem gilt: weniger ist mehr. Halten Sie also Maß, da auch allzu viele ungesättigte Fettsäuren die Gefäße schädigen können.
- Meiden Sie gehärtete (hydrierte oder teilhydrierte) Fette. Diese erhöhen den Blutspiegel des „bösen" LDL-Cholesterins und des Lipoproteins (α). Gehärtete Fette entstehen, wenn ungesättigte Fettsäuren von Pflanzenfetten mit Wasser angereichert (= hydriert) werden. Aus einem billigen Sonnenblumenöl kann auf diese Art und Weise Margarine entstehen. Auch in Diätölen und in so manchen Pommes frites, Chips, Weißbroten, Keksen und in Kuchen stecken hydrierte Fette. Prüfen Sie die Zutatenhinweise auf den Lebensmittelpackungen!

Lebensmittel	Verhältnis Omega 6/Omega 3
Öle	
Diätöl	300
Erdnussöl	50
Leinöl [1]	0,25
Maisöl	55
Olivenöl [1]	8
Palmöl	20
Rapsöl (Rüböl) [1]	2
Safloröl (Distelöl)	150
Sojaöl [1]	7
Sonnenblumenöl	120
Walnussöl [1]	4
Weizenkeimöl [1]	7
Fischöl [1]	0,1 – 0,2
Fette	
Butter [2]	1,5
Diätmargarine	30 – 100
Pflanzenmargarine	10
Standardmargarine [3]	10

1 günstiges Verhältnis von Omega-6- zu Omega-3-Fettsäuren

2 enthält nur etwa 1,8 g Linolsäure und 1,2 Linolensäure pro 100 g

3 enthält auch künstliche Trans-Fettsäuren, daher abzulehnen

*5.17 Verhältnis von Omega-6- zu Omega-3-Fettsäuren in Pflanzenölen und Fetten**

5.5 Gesundheit trinken

Nehmen Sie an, Sie sind ein Autofahrer, der bei Rot über die Ampel gefahren ist. Entweder blitzt es jetzt oder Sie sind von der Polizei beobachtet worden. Auf jeden Fall droht Ihnen der Führerscheinverlust, weil Sie nicht oder zu spät auf ein Warnsignal reagiert haben. Ebenso verhält es sich mit dem Trinken. Der Mensch trinkt, wenn er Durst hat. Kaum jemand weiß, dass es dann bereits zu spät sein kann. Denn im Gegensatz zu den meisten Säugetieren gleicht der Mensch sein Wasserdefizit meist nicht vollständig aus.

DURST

ist der Ausdruck einer negativen Wasserbilanz.* Ein Durstgefühl stellt sich ein, sobald der Wassergehalt des Körpers um 1 Prozent des Körpergewichtes abgenommen hat. Bei einer 70 kg schweren Person entspricht das 0,7 Litern.

* Nach *Wagner* et al.

* Aus *Dietl/Gesche*

Lassen Sie einmal Ihre Tage Revue passieren. Die meisten von Ihnen werden feststellen, dass sie vom Frühstück bis in die späten Abendstunden die notwendigen 2 bis 2,5 Liter nicht getrunken haben. Untersuchungen[42] zufolge nehmen 95 Prozent der Menschen zu wenig Flüssigkeit zu sich. Sportler beispielsweise haben nach physischen Belastungen zwar kurzfristig Lust, etwas zu trinken, langfristig trinken sie jedoch zu wenig. Denn es dauert bis zu 36 Stunden, bis die nach körperlicher Betätigung geleerten Glykogenreservoirs – 1 g Glykogen bindet 3 g Wasser – wieder aufgefüllt sind. Solange aber kein Glykogen produziert worden ist, das Wasser an sich binden kann, verspürt der Mensch auch kein Verlangen, die gesamte Flüssigkeitsmenge wieder zu ersetzen, die er zuvor ausgeschwitzt hat.

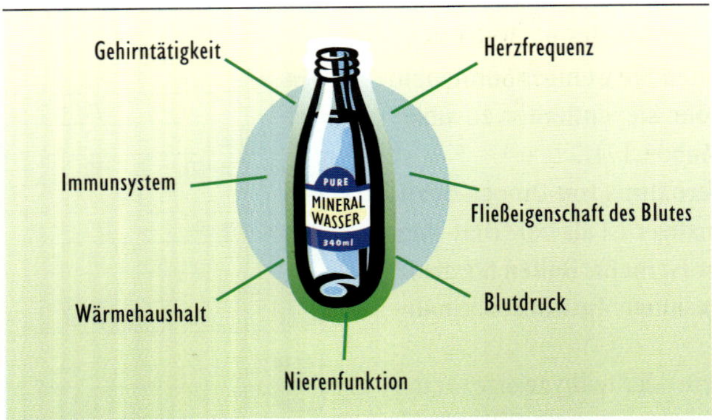

5.18 *Ein trockenes Hirn denkt nicht gern, und auch die anderen Organe spielen bei einem Mangel an Flüssigkeit nicht mehr mit.*

Der Gewichtsverlust in den ersten Tagen einer Diät beruht auf dem durch den Abbau von Glykogen bedingten Wasserverlust.

Die vermeintlich leichte „Übung" des Trinkens sollte nicht unterschätzt werden. Sie hat Einfluss auf viele Bereiche Ihres Körpers (siehe auch Abb. 5.18):

- Sie beeinflusst die Körperkerntemperatur;
- die Herzfrequenz steigt bei unzureichender Flüssigkeitszufuhr;
- das Blut wird bei Wassermangel dickflüssiger;
- ein erhöhter Blutdruck kann durch Trinken gesenkt werden;
- die Nierenfunktion ist abhängig von der aufgenommenen Flüssigkeitsmenge;
- wer langsam und kontinuierlich trinkt, kann sich besser konzentrieren;
- auch die Funktion des Immunsystems wird positiv beeinflusst.

[42] Saluto

Was, wann und wie viel Sie trinken müssen und wie Sie es schaffen, Ihr Trinkverhalten zu ändern, können Sie in den folgenden Verbrauchertipps nachlesen.

Verbrauchertipps

- Halten Sie auf einer Liste (siehe Abb. 8.5 auf Seite 176 im Anhang) fest, wann und wo Sie was und wie viel trinken. Ein ***Protokoll*** über sieben Tage ist empfehlenswert. Bitte berücksichtigen Sie, dass Milch keine Flüssigkeit im eigentlichen Sinne ist, sondern zu den Nahrungsmitteln zählt.
- Menschen sollten täglich ***2 bis 2 ½ Liter Flüssigkeit*** zu sich nehmen. Sind Sie nach den Maximen der moderat körperlichen Bewegung aktiv, dann erhöht sich der Flüssigkeitsbedarf auf etwa 3 bis 3 ½ Liter pro Tag.
- Wollen Sie wissen, wie viel Sie ***nach körperlicher Aktivität*** trinken müssen? Wiegen Sie sich vor und nach dem Training. Was Sie an Gewicht verloren haben, das entspricht der Menge, die Sie unbedingt „nachtanken" sollten.
- ***Frauen nach der Menopause*** müssen besonders auf ihren Flüssigkeitshaushalt achten; aufgrund hormoneller Änderungen haben sie häufig das Bedürfnis, weniger zu trinken als für die Gesundheit gut ist.
- Trinken Sie ***kontinuierlich*** über den ganzen Tag verteilt. Vermeiden Sie es, in den Abendstunden das nachzuholen, was Sie tagsüber versäumt haben. Denn der Magen-Darm-Trakt hat nicht die Möglichkeit, große Flüssigkeitsmengen auf einmal zu resorbieren. Wenn Sie tagsüber im Büro arbeiten, stellen Sie sich drei 0,7-Liter-Flaschen Mineralwasser (möglichst kohlensäurearm) direkt auf Ihren Schreibtisch. Trinken Sie pro Stunde etwa 200 ml.
- Wer Flüssigkeit langsam und kontinuierlich zu sich nimmt, kann sich besser konzentrieren. Mit Hilfe von Stresshormon-Analysen lässt sich der Zusammenhang

von Trinkverhalten und Konzentrationsfähigkeit dokumentieren. Schüler sollten daher ***in den Unterrichtsstunden unbedingt trinken dürfen*** – gerade bei längeren Klausuren.

- Gelegentlich wird vor dem hohen ***Natriumgehalt in Mineralwasser*** gewarnt. Dieser Hinweis ist irreführend,[43] da Natrium in Mineralwasser in der Regel nicht in Form von Kochsalz (Natriumchlorid) vorliegt, sondern meist an Hydrogencarbonat gebunden ist. Natriumhydrogencarbonat unterstützt zum Beispiel die Ausscheidung, und mit Trinkkuren über vier bis sechs

	Energie kcal	Kohlenhydrate	Fett	Eiweiß	Vitamin A	Vitamin C	Kalium	Magnesium	Natrium	Calcium	Phosphor	Eisen
Ananassaft	56/234	13,5	0,1	0,4	8	9	149	-	1	1,5	9	0,3
Apfelsaft	47/197	11,7	-	0,1	7	1	109	4	2	7	8	0,3
Aprikosensaft	60/250	14,4	0,1	0,3	105	3	151	-	-	9	12	0,2
Birnennektar	55/230	12,9	0,2	0,3	-	-	39	-	1	3	5	0,1
Brombeersaft	38/159	7,8	0,6	0,3	-	10	170	-	1	12	12	0,9
Grapefruitsaft	39/163	9,0	0,1	0,6	-	40	129	-	2	13	8	0,3
Johannisbeers.	54/226	13,0	-	0,4	3	30	98	-	5	15	10	0,3
Mandarinens.	44/184	9,6	0,2	0,6	42	32	158	-	1	19	15	0,2
Orangensaft	49/205	11,0	0,2	0,7	12	42	186	12	1	13	17	0,4
Traubensaft	69/289	17,1	-	0,2	-	1	132	9	3	12	12	0,4
Zitronensaft	35/146	8	0,2	0,4	2	51	142	10	2	11	12	0,2

5.19 *Nährstoff-, Mineralstoff- und Vitamingehalt von verschiedenen Fruchtsäften und -nektaren; in mg/100 g bzw. µg/100 g (Vitamin A).**

Wochen kann ein erhöhter Blutdruck gesenkt werden.

- ***Fruchtsaft*** wird zu 100 Prozent aus Früchten hergestellt und hat einen hohen Gehalt an Fruchtzucker. Wegen der Magenverträglichkeit sollte er mit Mineralwasser im Verhältnis 1 : 3 bis 1 : 4 gemischt werden.
  Je nach Frucht haben die Säfte unterschiedliche Inhaltsstoffe (siehe Abb. 5.19): Apfelsaft beispielsweise enthält

[43] Nach *Wagner* et al.

* *Elmadfa et al.*, „Die große GU-Nährwerttabelle"

pro Liter nur 40 mg Magnesium, Orangensaft dagegen 120 mg.

- ***Obstnektar, Fruchtsaftgetränke oder Limonaden*** sind als Durstlöscher ungeeignet. Sie enthalten wenig Frucht und bis zu 120 g Zucker pro Liter (das entspricht etwa 48 Stücken Würfelzucker). Obstnektar hat lediglich einen Fruchtanteil von 25 bis 50 Prozent; der Rest besteht aus Wasser und Zucker.
- ***Kaffee und schwarzer Tee*** reizen die Nerven; trinken Sie daher nur geringe Mengen. Zwar erhöhen die Getränke die Konzentrationsfähigkeit, da das vegetative Nervensystem angeregt wird, sie wirken jedoch nur kurzzeitig. Vermeiden Sie auf jeden Fall, Kaffee oder schwarzen Tee während des Essens zu sich zu nehmen. Der erhöhte Gerbsäuregehalt behindert die Aufnahme von Mineralstoffen.
- An dieser Stelle sei auf eine hervorragende Versorgung mit Aminosäuren durch ½ Liter fettarme ***Vollmilch oder Buttermilch*** hingewiesen. 500 ml fettarme Buttermilch beispielsweise enthalten nur 200 Kilokalorien und decken fast die Hälfte des täglichen Calcium- und ein Drittel des Kaliumbedarfs eines Erwachsenen.
- Zugeführte Flüssigkeit lässt sich gut mit Hilfe der über den Tag verteilten Aufnahme von ***Polysacchariden*** (Mehrfachzucker in Kartoffeln, Nudeln etc.) binden. Süßigkeiten sind hierfür allerdings ungeeignet.

6 Risikofaktor Mundhygiene

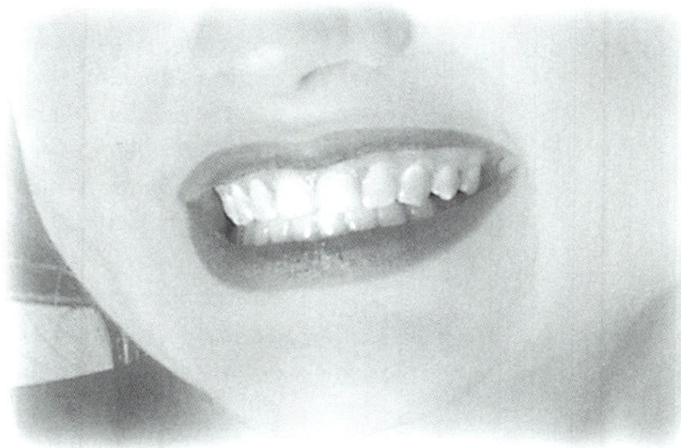

- Zusammenhang zwischen Zahngesundheit und Krankheiten
- Parodontologische Diagnostik
- Einfluss von Stress auf das Parodontoserisiko

6 Risikofaktor Mundhygiene

Wenn Zähne auf die Muskeln drücken

Vor einem Jahr lässt sich der Autor dieses Buches routinemäßig von einem Zahnarzt untersuchen. Der konsultierte Mediziner kennt sich mit den Auswirkungen unzureichender Mundhygiene und den Methoden, diese zu untersuchen, bestens aus. Im vorliegenden Fall diagnostiziert er eine ausgeprägte Entzündung des Zahnfleisches (Gingivitis) und eine beginnende Parodontitis (Erkrankung des Zahnhalteapparates). Der Oberkieferknochen hat sich bereits um fast sechs Millimeter abgebaut, und bei der Messung der Zahnzwischenräume wird eine erhebliche Tiefe der Zahnbackentaschen festgestellt. Der Autor ist zunächst überrascht, hat er seine Zähne doch stets vermeintlich vorschriftsmäßig gereinigt. Was er nicht weiß und worüber ihn der behandelnde Arzt aufklärt: „Ein dreimaliges Zähneputzen am Tag mit der normalen Zahnbürste und die regelmäßige Benutzung von Zahnseide hat keine ausreichende vorbeugende Wirkung gegen Gingivitis und Parodontitis."

Innerhalb von zwei Monaten lernt E. Wienecke seine Zähne richtig zu säubern. Charakteristisch für die Situation zu Behandlungsbeginn sind erhebliche Muskelprobleme – Zerrungen und Verhärtungen. Innerhalb von neun Wochen bessert sich nicht nur die Gingivitis deutlich, auch die Muskeln des Sportwissenschaftlers spielen wieder hervorragend mit.

In einem Milliliter Speichel tummeln sich etwa 10^7 Bakterien.

Wer glaubt, seine Zähne bestmöglich zu reinigen, der irrt häufig. Von der Mundhöhle ausgehende bakterielle Infektionen gehören zum klinischen Alltag. Das ist nicht verwunderlich, bedenkt man, dass sich eine ungeheure Zahl an Bakterien im Mundraum befindet – darunter harmlose Arten, aber auch Krankheitserreger. Normalerweise leben diese Mikroorganismen in einem Gleichgewicht miteinander. Wird dieses gestört, steht schweren Infektionen nichts mehr im Wege.[1]

[1] Nach *Otten* et al.

6.1 Fast jeder ist betroffen – Bakterien erhöhen das Infarktrisiko

Bakterien schlimmer als Rauchen

Parodontose erhöht Risiko für Frühgeburten

■ *München (dpa). Die weit reichenden Folgen von Parodontose werden nach Expertenmeinung in Deutschland unterschätzt. „Die Zahnfleischentzündung erhöht das Risiko für Herzinfarkte, Schlaganfälle und Frühgeburten", sagte der Präsident der Deutschen Parodontose-Hilfe, Wolfgang Koch.*

Die Parodontose-Bakterien seien um einiges schädlicher als das Rauchen, Übergewicht oder zu hohe Cholesterinwerte. Von ihrer Basis, dem Mundraum aus, verteile sich die Spezies im gesamten Körper und könne unter anderem Herzkranzgefäße und den Muttermund angreifen.

Amerikanische Studien hätten gezeigt, dass sich das Risiko für einen Herzinfarkt dadurch um das 2,2-fache, für einen Schlaganfall sogar um das 2,7-fache erhöhe, erklärte Koch. „Was auch viele nicht wissen: Fast jede dritte Frühgeburt wird durch Parodontose verursacht." Der Zahnmediziner kritisierte besonders, dass viele seiner Kollegen zu wenig über die gesundheitlichen Auswirkungen von Parodontose auf den Gesamtorganismus wüssten. „Sie denken, im schlimmsten Fall verliert der Patient nur einen Zahn."

Mehr als zwei Drittel der Deutschen leiden an Parodontose. Solange die Erkrankung noch nicht zu weit fortgeschritten ist, kann sie innerhalb von drei Monaten kuriert werden, indem die Zahnfleischtaschen – die Zwischenräume zwischen Zahn und Zahnfleisch – gespült und gereinigt werden. Ein chirurgischer Eingriff ist meist nicht notwendig.

■ Meldung der Deutschen Presseagentur (dpa) vom März 1999

Neue Untersuchungen zeigen, dass die Erkrankung des Zahnfleisches (Gingivitis) und des Zahnhalteapparates (Parodontitis) zu den häufigsten Krankheiten des Menschen überhaupt gehören. Das ist um so problematischer und gefährlicher, als von Infektionen der Mundhöhle eine Gefahr auch für andere Organe des Körpers ausgeht. So erhöht die scheinbar harmlose Zahnfleischentzündung das Risiko für Herzinfarkte, Schlaganfälle und Frühgeburten.[2] Praktisch jeder Erwachsene hat nach Informationen der Deutschen Gesellschaft für Parodontologie an einem oder mehreren Zähnen eine chronische Gingivitis. Je aggressiver die Bakterien und je schwächer die Abwehrkräfte des Körpers sind, desto früher und stärker tritt die Krankheit in Erscheinung.

ERSCHRECKENDE STATISTIK!

Aussagen der Deutschen Gesellschaft für Parodontologie zufolge sind in Deutschland 95 Prozent der 18-Jährigen an Gingivitis erkrankt.

Besonders gefährdet sind diejenigen, die intensiv Sport treiben oder beruflich extrem gefordert sind: Das Risiko, in Folge einer schleichenden Parodontitis am Herz-Kreislauf-System zu erkranken, ist für sie deutlich erhöht. Am Beispiel des „Open-Window-Syndroms" bei Hochleistungssportlern (siehe Kapitel 4.2.1/4.2.3) oder beruflich extrem Beanspruchten lässt sich der Mechanismus verdeutlichen: In Phasen, in denen das Immunsystem nicht hundertprozentig leistungsfähig ist, können sich Krankheitserreger wie „Parodontose-Bakterien" im Körper ungehindert ausbreiten und eine Herzmuskelentzündung (Myokarditis), Muskelprobleme oder langfristig eine Schädigung (Insuffizienz) der Herzklappen hervorrufen. Neue Untersuchungen[3] deuten darauf hin, dass Zahngesundheit auch den Glukosestoffwechsel bei Diabetikern positiv beeinflussen kann.

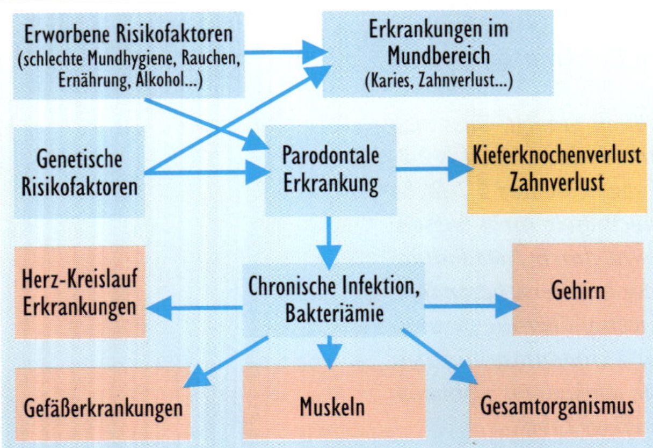

6.1 Zusammenhang zwischen Erkrankungen im Mundraum und im Körper

[2] Nach Aussage des Präsidenten der Deutschen Parodontose-Hilfe, Wolfgang Koch; einer dpa-Mitteilung vom 15. März 1999 entnommen.

[3] Siehe *Ehmke* und *Flemmig*

„Bakterien im Mundraum erhöhen das Herzinfarktrisiko“[4] – immer häufiger liest man solche oder ähnliche Schlagzeilen. Denn unter anderem findet man die Mikroorganismen in den Herzkranzgefäßen. Die Folge: Menschen, welche die kleinen Erreger in sich tragen, laufen schneller Gefahr, einen Herzinfarkt zu bekommen. Nur wer die Spielregeln der optimalen Mundhygiene beherrscht, kann dieses Risiko ausschalten.

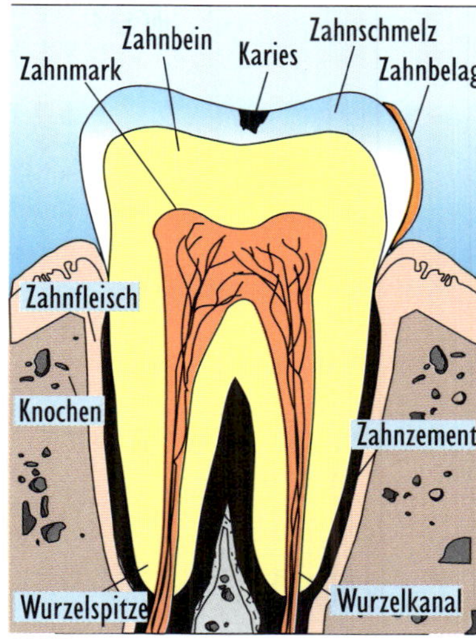

6.2 *Der Zahn*

6.2 Plaque – was ist das eigentlich?

Die Ursache für Gingivitis und Parodontitis sind Bakterien. Diese natürlich in der Mundhöhle lebenden Erreger setzen sich an Zahnbelägen (Plaque) fest. Die Kleinstlebewesen scheiden Gifte (Stoffwechselprodukte) aus, die sich im Parodontium (Zahnhalteapparat) ausbreiten. Dort werden sie mit Hilfe des Immunsystems (Schutztruppen der körpereigenen Abwehr) bekämpft. Es entsteht eine Entzündung. Zellgifte aus abgestorbenen Bakterien verschlimmern den Zustand ebenso wie Zahnstein. Letzterer fördert das Wachstum der Plaque unter dem Zahnfleischsaum aufgrund seiner großen, rauen Oberfläche und die Bildung von Zahnfleischtaschen. Die Einnahme von Medikamenten – beispielsweise blutdrucksenkenden Präparaten – kann die Entzündungsreaktion auf die Plaquebildung verstärken und zu deutlich sichtbaren Zahnfleischwucherungen führen.

Die Gesamtoberfläche des Zahnhalteapparates beträgt ca. 75 cm^2. Sie kann sich (durch Parodontose) entzünden. Stellen Sie sich eine Entzündung dieser Größenordnung auf der Haut vor. Würden Sie diese behandeln? Mit Sicherheit!

Nicht jedes Bakterium ist schädlich für den menschlichen Organismus, auch die gesunde Mundhöhle wird von mehr als 300 verschiedenen Arten besiedelt. Diese so genannte Standortflora setzt sich aus „friedlichen“ und krankheitserregenden (pathogenen) Keimen zusammen. Erst wenn die Zähne ungenügend gereinigt werden, nimmt die Menge an Bakterien an der Zahnoberfläche zu und ihre Zusammen-

[4] Schlagzeile einer dpa-Meldung vom 3. Februar 1999

setzung ändert sich, was zunächst zu einer Gingivitis, später zu einer Parodontitis führen kann. Auch wenn die körpereigene Abwehr geschwächt ist, können sich Krankheitserreger besonders gut vermehren.

6.2.1 Der Plaque-Index – das Maß im Mund

85 Prozent aller Menschen weisen einen erhöhten Plaque-Index auf, der ein Kriterium für die Güte der Mundhygiene darstellt. Ein Index von 100 Prozent deutet auf eine unzureichende Mundhygiene hin. Erstrebenswert ist ein Wert von mindestens 25 bis 30 Prozent – je kleiner, desto besser.

Normales Zähneputzen reicht nicht aus, um den Plaque-Index niedrig zu halten. Die Zahnzwischenräume müssen ebenfalls mit speziellen Instrumenten gereinigt werden. Nur so kann man den Bakterien beikommen und innerhalb von zwei Monaten den Index von 100 auf 4 Prozent reduzieren (siehe Abb. 6.3).

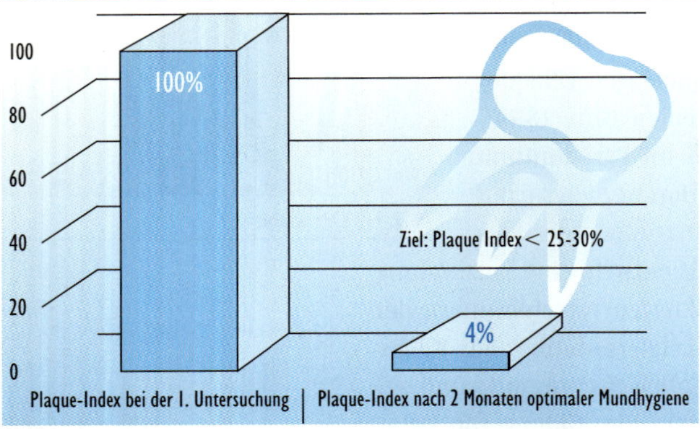

6.3 *Reduzierung des Plaque-Indexes nach zwei Monaten optimierter Mundhygiene bei einer 39-jährigen Frau*

Liegt eine Entzündung ohne Plaque-Ablagerungen vor, empfiehlt es sich, das Vorhandensein zweier Hauptpathogene, Actinobacillus actinomycemcomitans oder Porphyromonas gingivalis zu überprüfen. Hinter den komplizierten wissenschaftlichen Namen verbergen sich besonders aggressive Keime, die permanente Entzündungen hervorrufen können und einer speziellen Therapie bedürfen.

6.3 Der saubere Zahn wird nicht krank

Einige Menschen leiden unter einer besonders schweren Parodontitis, die schon im zweiten bis dritten Lebensjahrzehnt, teilweise sogar schon im jugendlichen Alter zu einer Lockerung oder einem Verlust der Zähne führen kann – aber nicht muss: Denn mit der richtigen Zahn- und Mundhygiene kann der Gingivitis und Parodontitis vorgebeugt werden. Bei der Behandlung durch einen fachkundigen Arzt oder eine Dentalhygienikerin und unter der aktiven Mitarbeit des Patienten kann die Krankheit ausgeheilt oder zumindest zum Stillstand gebracht werden. Noch besser: Lassen Sie es erst gar nicht so weit kommen. Denn ein sauberer Zahn wird nicht krank.

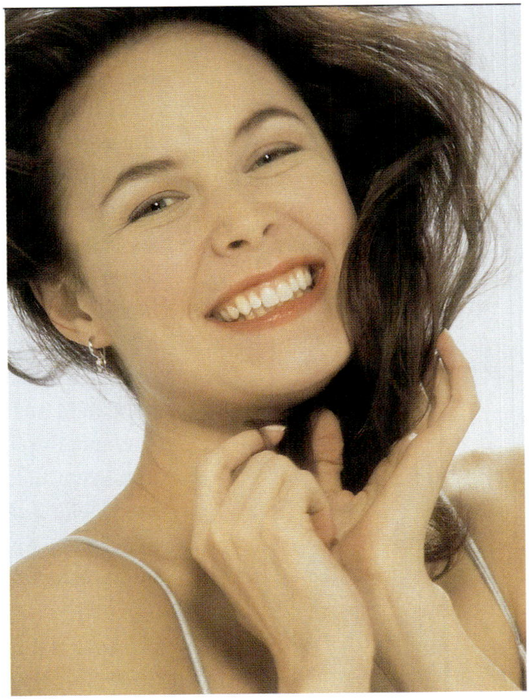

6.4 Mehr als ein kosmetisches Element – sind die Zähne „fit", ist es meist auch der ganze Mensch.

6.3.1 Diagnostik und Therapie

Die komplette parodontologische Diagnostik und Therapie laufen folgendermaßen ab:

- Allgemeine und spezielle Anamnese: Die ***Krankheitsgeschichte*** des Patienten wird erhoben – auf den ganzen Körper und auf den Mundraum bezogen.
- Intraorale ***Inspektion:*** Untersuchung der Zähne, Schleimhäute und Zunge.
- Parodontale ***Befundaufnahme:*** Der Mundraum wird im Hinblick auf Taschentiefen, Blutungen (Blutungsindex SBI) und Plaquebildung (Plaque-Index API) untersucht.
- Mikrobiologische Diagnostik: Suche nach ***Parodontalbakterien.***
- Speicheldiagnostik: Feststellung des ***Kariesrisikos.***
- Ist der parodontologische Befund positiv (= eine Erkrankung liegt vor), wird mit der Initialtherapie begon-

nen, um die ***Mundhygiene zu verbessern;*** es werden vor allem die Zahnfleischtaschen gereinigt. Auch unzulängliche Füllungen und Zahnersatz werden erneuert.

- Nach der Initialbehandlung wird erneut ein parodontaler ***Befund*** (Taschentiefe, Blutungen, Plaquebildung) erstellt.
- Dauert die Erkrankung an, wird eine weitergehende ***Reinigung*** der Parodontaltaschen vorgenommen; im Bedarfsfall – das heißt, wenn der mikrobiologische Befund positiv war – werden die Bakterien mit ***Antibiotika*** behandelt.
- ***Nach drei Monaten*** wird erneut ein parodontaler Befund aufgenommen und es folgt erneut eine mikrobiologische Diagnostik (siehe oben), wenn der mikrobiologische Befund positiv war.
- Bei einem positiven Befund sollte eine weiterführende Therapie durch den geschulten Zahnarzt erfolgen. Bei negativem Befund schließt sich die regelmäßige, professionelle ***Zahnreinigung*** durch eine Dentalhygienikerin an. Weitere Behandlungen – Zahnersatz oder Implantationen – können jetzt folgen.

Die Kosten für die parodontologische Diagnostik (inklusive mikrobiologische Diagnostik) belaufen sich auf ca. 500 Mark (etwa 256 Euro). Eine Erstattung des Geldes durch die gesetzlichen Krankenkassen erfolgt nicht. Private Krankenkassen zahlen diese Vorsorgemaßnahme bei besonderer Indikation.

6.4 Der Psyche auf den Zahn fühlen

In mehreren Fragebogenstudien wurde ein positiver Zusammenhang zwischen psychischer Anspannung und parodontalen Erkrankungen beobachtet. Prüfungsstress zum Beispiel ist ein Risikofaktor für entzündliche Parodontalerkrankungen, wie eine Untersuchung an 52 Medizinstudenten gezeigt hat.[5] Die Hälfte der Gruppe nahm an einem Examen teil, die andere absolvierte während der Erhebung keine Tests. Das Ausmaß von Zahnfleischblutungen wurde vier Wochen vor der Examensphase und am letzten Prüfungsstag erfasst. Starke Verschlechterungen der gingivalen Gesundheit vom Anfang bis zum Schluss der Untersuchung wurden bei Examensstudenten häufiger beobachtet als in der Kontrollgruppe. Sechs Examenskandidaten, aber nur eine Kontrollperson entwickelten im Verlauf der Studie eine schwere Gingivitis an mindestens einem ursprünglich gesunden Zahn.

Mit Hilfe eines ***dosiert und individuell ausgerichteten Trainings*** lässt sich Stress, der Erkrankungen im Mundraum wie Zahnfleischentzündungen auslösen beziehungsweise verschlimmern kann, kompensieren. Voraussetzung für die Wirksamkeit der moderaten Bewegung ist allerdings, dass rechtzeitig mit dem Training begonnen wird. Denn: Hat der Stress erst die Überhand gewonnen und zu einer Schwächung des Immunsystems geführt, können die in Form von Plaqueablagerungen vorhandenen Bakterien ohne viel Gegenwehr in die Herzmuskelzellen oder andere Muskulatur wandern. Je größer die Zahl der Erreger, desto höher ist das Risiko einer Streuung in weitere Organe. Neue Untersuchungen belegen, wie wichtig die exakte Zahndiagnostik inklusive der Bestimmung des Plaque-Indexes ist – gerade bei beruflich Gestressten. Die Wirklichkeit in den Praxen sieht allerdings anders aus: ***Lediglich ein Prozent der Zahnärzte wenden diese Art der Diagnostik bislang an.***

[5] Untersuchungen nach *Deinzer* et al.

7 Auf einen Blick – Schritt für Schritt fit fürs Leben

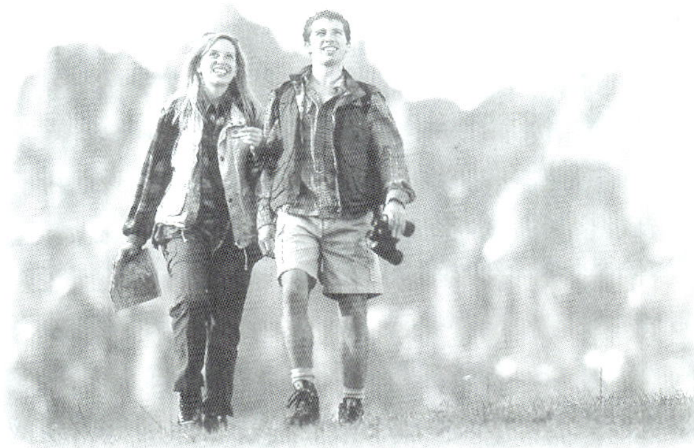

- Zusammenfassung
- Ausblick

7 Auf einen Blick – Schritt für Schritt fit fürs Leben

7.1 Allgemeine Orientierungspunkte

Skeptiker kritisieren die einfache Gleichung „Sport gleich Gesundheit" seit langem und zu Recht. Denn auch Sportmediziner und -wissenschaftler haben mittlerweile erkannt, dass eine überdurchschnittliche Leistungsfähigkeit keine Gewähr für die Gesundheit eines Menschen bieten kann. Im Gegenteil: Sich der eigenen Leistungsfähigkeit entsprechend mäßig, aber regelmäßig zu trimmen bringt den größten Erfolg.

Optimale Ergebnisse lassen sich sehr wahrscheinlich nur erzielen, wenn ein ganzes Leben lang trainiert wird. Aber auch langjähriges Training im höheren Alter ist positiv für den Organismus. Personen, die in früher Jugend sehr viel Sport getrieben, ihre Aktivität aber später aus Zeitgründen eingestellt haben, werden zwar schneller wieder koordinative Elemente ausführen können, vorbeugend gegen Krankheiten wirkt das jedoch nur in geringem Maße.

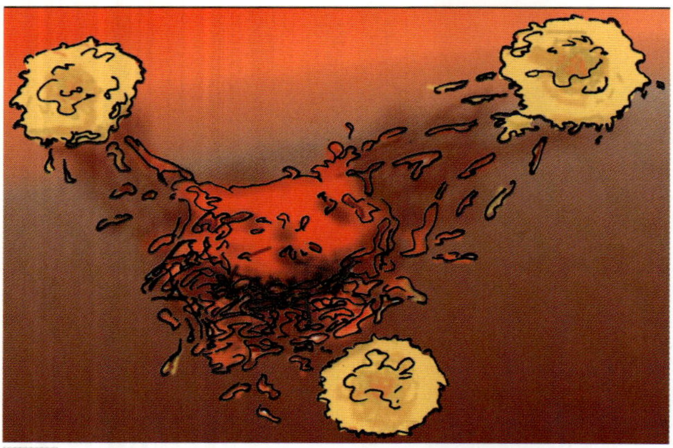

7.1 *Zwei „Killerzellen" (gelb) haben eine Krebszelle zerstört. Kann regelmäßige Bewegung diese Abwehrtruppen des Immunsystems anspornen und damit Tumore verhindern? Die Forscher sind sich nicht sicher, Tierversuche sprechen jedoch dafür.*

Die dosiert „verabreichte" körperliche Aktivität dagegen beeinflusst das vegetative Nervensystem positiv. Daher gelten Bewegungsprogramme, die moderate Trainingsmethoden beinhalten, als hervorragendes Mittel für eine psychische Regulation und damit ein verändertes Stressverhalten. Lassen Sie sich nicht von Bildern leistungsorientierter, permanent schwitzender Sport treibender Menschen verwirren. Auch wenn sich diese „Extremsportler“ scheinbar rundum wohl fühlen, sind sie gegen Krankheiten nicht besser geschützt als „Normalsterbliche“. Außerdem ist ihr Risiko für Krankheiten – beispielsweise Krebs – erhöht. Studien aus jüngster Zeit belegen zweifelsfrei, dass regelmäßiges, dosiertes Training im Vergleich zum Leistungssport tumorvorbeugend wirken kann. Besonders für „bewegliche“ Personen im mittleren Alter ist die Wahrscheinlichkeit, Krebs zu bekommen, deutlich geringer als für gleichaltrige „inaktive“ Menschen.

Neben der Bewegung spielt die Ernährungsphysiologie eine maßgebliche Rolle für die Fitness. Welche Bedeutung der Nahrung und Nahrungsergänzung mit Vitaminen und Spurenelementen zukommt, wurde in Kapitel 5 bereits ausgiebig erläutert.

7.2 Maxime eines wohl dosierten Trainings

7.2.1 Welche Punkte sollte ein Bewegungsprogramm erfüllen?

Lange Spaziergänge führen nicht zu einer Steigerung der Leistungsfähigkeit des menschlichen Körpers. „Ich bewege mich doch den ganzen Tag“, sagen viele Menschen und meinen, sie würden ihrem Organismus damit etwas Gutes tun. Das stimmt begrenzt, aber nicht jede Art von Bewegung wirkt sich automatisch positiv auf das Herz-Kreislauf-, das vegetative Nerven- und das Immunsystem aus.

Als Faustregel gilt: Alle „Extreme“ wie Nichtstun, Sport im Übermaß oder einseitige Belastungen sind zu vermeiden. Intensive und zu sehr an der Leistung orientierte Bewegungsprogramme haben aus den bereits aufgezeigten Gründen sogar einen negativen Effekt auf die Gesundheit.

- Empfehlenswert sind Ausdauersportarten wie Walking, Laufen, Rad fahren, Inline-Skating etc.
- Die Trainingseinheiten sollten drei- bis viermal wöchentlich stattfinden und jeweils mindestens 30 bis maximal 60 Minuten dauern.
- Die Intensität wird durch eine individuelle Belastungsanalyse festgelegt. Bereits vorhandene Beeinträchtigungen lassen sich hierbei ermitteln.
- Das Training kann mit Hilfe eines Herzfrequenzmessgerätes kontrolliert werden.
- Spielsportarten wie Badminton, Tennis oder Squash etc. bilden eine gute Ausgleichsgrundlage für gestresste Menschen, sofern sie nicht mit übertriebenem Ehrgeiz ausgeübt werden. Zu empfehlen ist ein moderates Ausdauertraining, kombiniert mit einer gelegentlich intensiveren Belastung – beispielsweise einem Tennismatch mit Freunden.

Beachten Sie stets: Die angemessene Dosierung der körperlichen Aktivität sollte immer das Maß sein. Nur so können Sie bis ins hohe Alter gesund bleiben und eine entsprechende Lebensqualität bewahren. Je zeitiger diese Maxime beherzigt wird, desto besser ist die Wirkung.

7.2.2 Zahnmedizinische Diagnostik

Bitte unterschätzen Sie die positive Wirkung der zahnmedizinischen Diagnostik und der Mundhygiene nicht. Beide sind wichtige Instrumente, um das Herzinfarktrisiko so gering wie möglich zu halten. Neuere Untersuchungsergebnisse haben die Bedeutung der Zähne für eine stabile Gesundheit hinreichend unter Beweis gestellt.

7.2.3 Verhaltensregeln bei Infekten

Generell gilt, das Training bei beginnenden Infekten zu reduzieren. Intensive körperliche Bewegung muss unbedingt vermieden werden. Gar nicht trainieren sollte, wer an Fieber mit

Gliederschmerzen leidet. In diesen Fällen besteht die Gefahr, an einer Herzmuskelentzündung (Myokarditis) zu erkranken. Gerade bei aktiven Sportlern wird die Myokarditis häufiger diagnostiziert; als Ursache kommen vorangegangene, „verschleppte“ Infekte in Frage.[1]

Einer unveröffentlichten Studie zufolge[2] verlängert und verschlimmert moderates, aerobes Training einen leichten Infekt – beispielsweise Schnupfen ohne Fieber und Gliederschmerzen – nicht. Im Gegenteil: Durch gemäßigte Bewegung kommt das körpereigene Abwehrsystem erst richtig in Schwung (siehe Abb. 7.2). Die Zufuhr hoher Vitamin- und Spurenelementdosen (im Sinne der Orthomolekularen Medizin) über längere Zeiträume stabilisiert das Immunsystem ebenfalls. Daher lässt sich mit einer Nahrungsergänzung durch Vitalstoffe Infekten hervorragend vorbeugen.

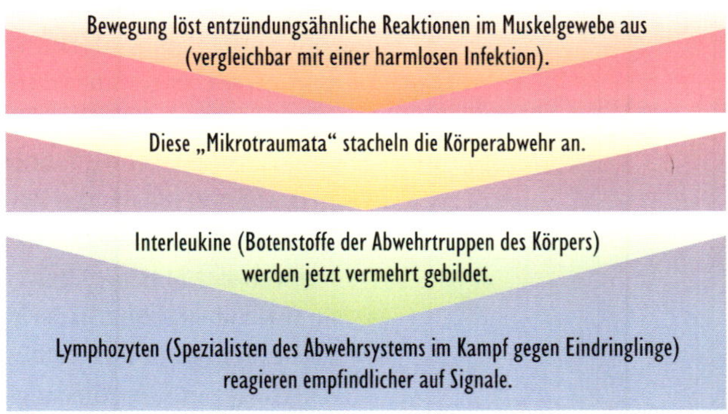

7.2 *Wie bewirkt moderates Training einen besseren „Funkverkehr“ im menschlichen Immunsystem?*

7.3 Ausblick

Ein ausgeglichenes Nervenkostüm in Beruf und Privatleben ist eng mit der körperlichen und geistigen Fitness verknüpft. Die Erkenntnisse aus modernen wissenschaftlichen Analysen zeigen, dass intensive körperliche Belastungen und eine überdurchschnittliche Leistungsfähigkeit keine Gewähr für eine stabile Gesundheit bieten. Im Gegenteil: Das Risiko dieser Menschen, beispielsweise an Krebs zu erkranken, scheint erhöht.

Die Gleichung von „Sport ist Gesundheit“ wird nur dann aufgehen, wenn der Einzelne sich seiner eigenen Leistungsmöglichkeit entsprechend körperlich mäßig betätigt. Mit Hilfe

1 Laut Untersuchungsergebnissen der Saluto GmbH in Zusammenarbeit mit Prof. Körfer und Dr. Körtke vom Herzzentrum Nordrhein-Westfalen in Bad Oeynhausen

2 Siehe *Weidener* et al.

der individuellen Belastungsanalyse lassen sich die Grenzen der körperlichen Fähigkeiten abstecken.

Die in den Medien häufig präsentierten sporttreibenden und manchmal sogar leistungsbesessenen Menschen sind vom gesundheitswissenschaftlichen Standpunkt gesehen „out". Trotzdem wird häufig und fälschlicherweise suggeriert, dass gerade diese überaktiven Personen besonders bewusst mit ihrer Gesundheit umgehen. Das Gegenteil ist der Fall: Nur dosiert verabreichte, moderat ausgeführte und individuell ausgerichtete physische Belastungen wirken sich positiv auf das vegetative Nervensystem aus und stärken die Abwehrkräfte – getreu der Maxime: Bewegung ist die beste Medizin, wenn sie wie eine Tablette verschrieben wird. Das bedeutet auch, dass alle täglichen Belastungen bei der Haus-, Garten- und Feldarbeit zwar den Muskelaufbau fördern, jedoch die langfristig optimalen, gewünschten Anpassungsreaktionen an eine höhere Leistung nicht hervorrufen können.

Bewegung ist gesund – vor allem in Verbindung mit der richtigen Ernährung. Die sich gegenseitig ergänzenden und verstärkenden Effekte einer ausgewogenen Nahrung, von zusätzlich gegebenen Mikronährstoffen und gezielter körperlicher Belastung stellen die Säulen einer stabilen Gesundheit und Lebensqualität dar. Die Forderung der Ernährungswissenschaftler, 600 bis 800 g frisches Obst und Gemüse pro Tag zu sich zu nehmen, ist illusorisch. Berücksichtigt sind bei diesen Mengenangaben noch nicht einmal die in den vergangenen Jahren drastisch gesunkenen Inhaltsstoffe der Lebensmittel. Die Folge ist ein Mangel an Mikronährstoffen in zellulären Strukturen, der in den roten Blutkörperchen mit Hilfe von neueren Untersuchungen aufgedeckt wurde. Die Orthomolekulare Medizin, die den Einsatz hoher Mengen von Vitaminen, Spurenelementen, Amino-, Fettsäuren etc. in den Mittelpunkt ihrer Krankheitsvorbeugung und -therapie stellt, trägt entscheidend dazu bei, die Menschen von heute vital und gesund zu erhalten. Sie stellt zwar keine Alternative zur Schulmedizin dar, ergänzt diese aber in idealer Form.

Gerade dort, wo es um Herz-Kreislauf-Erkrankungen und eine geschwächte Körperabwehr geht, haben die orthomolekulare Behandlungsweise und auf den Einzelnen abgestimmte Bewegungsprogramme ihre Stärken bewiesen.

Sind Sie psychisch häufig angespannt? Schlafen Sie schlecht und fühlen Sie sich vom Leben gehetzt? Oder merken Sie, dass Ihre körperliche Fitness langsam nachlässt? Dann gehen Sie den Weg, der in diesem Buch beschrieben wurde. Erreichen Sie mit 60 Jahren die körperliche Belastbarkeit eines untrainierten 25-Jährigen und mit 80 die eines 50-Jährigen. Gönnen Sie Ihren Nerven die Zuwendung, die Sie brauchen, um auch morgen noch den Anforderungen in Alltag und Beruf gewachsen zu sein: Je zeitiger Sie mit der dosierten, moderaten Bewegung und der Zufuhr von Mikronährstoffen anfangen, desto größeren Nutzen können Sie daraus für Ihre Gesundheit ziehen.

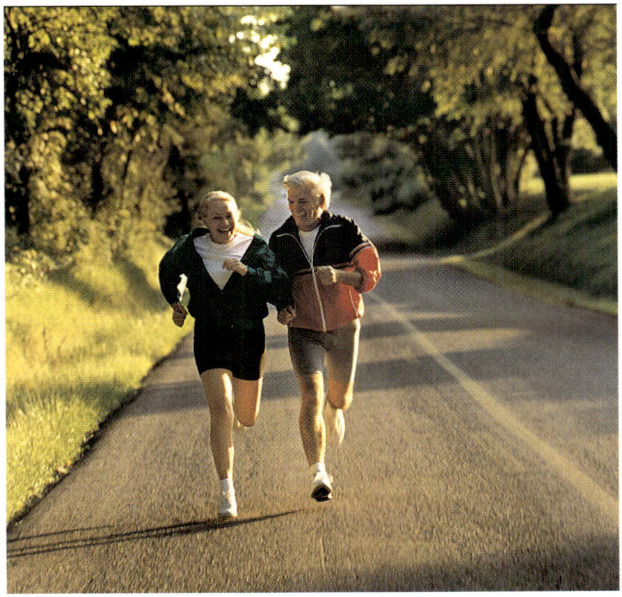

7.3 *Mit 80 Jahren die körperliche Fitness eines 50-Jährigen zu erreichen ist mit Hilfe eines individuellen, moderaten Bewegungsprogramms kein Problem.*

8 Zum guten Schluss

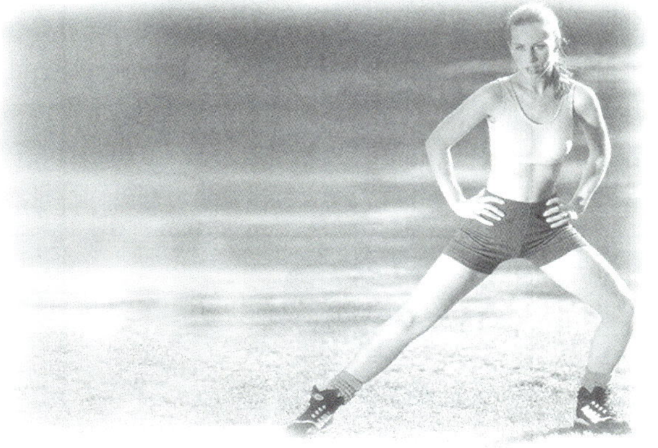

- Kriterien einer Belastungsanalyse
- Dehnübungen
- Musterspeiseplan
- Mitarbeitertraining in Unternehmen
- Tabellen
- Glossar
- Literaturhinweise
- Abbildungsverzeichnis

8 Zum guten Schluss

8.1 Kriterien für eine Belastungsanalyse

Wollen Sie eine Belastungsanalyse bei einem auf diese spezialisierten Institut vornehmen lassen, sollten Sie darauf achten, dass verschiedene Kriterien erfüllt werden. Zu einem Belastungscheck gehören:

- Status-Quo-Analyse der Psyche – wie sieht es mit dem Zustand des vegetativen Nervensystems über den Tag verteilt aus?
- Messung der Kräfteverteilung beim Stehen und Gehen, um eine orthopädische Fehlbelastung erkennen zu können; eventuelle Korrektur durch Einlagen oder optimales Schuhwerk.
- Muskelfunktionstest mit Tipps für Dehn- und Kräftigungsübungen.
- Status–Quo-Bestimmung des Immunsystems.
- Kardiale Abklärung (Herz, Blutdruck...), möglichst mit Hilfe einer Echokardiographie.
- Erfassung des Blutbildes, denn eine erhöhte Anzahl der weißen Blutkörperchen oder des HCT (Hämatokrit: Gesamtheit aller Zellen im Blut) beeinflusst den Puls.
- Mikrobiologische Diagnostik; Suche nach Keimen des Zahnhalteapparates. Die optimierte Zahnpflege ist ein wichtiges Instrument, um das Risiko für einen Herzinfarkt und Muskelprobleme zu minimieren.
- Stufentest auf dem Laufband mit Spiroergometrie und Stoffwechselanalyse zur Bestimmung der optimalen Fettverbrennung (Respiratorischer Quotient, Laktatwert); nach einer Pause 10-minütiger Dauertest.
- Analog zum Laufband Stufentest auf dem Fahrrad; da die Fahrradergometrie keine exakten Schlüsse auf die

Vorgaben beim Gehen/Laufen zulässt und umgekehrt, ist die Anwendung beider Tests sinnvoll. Wollen Sie im Rahmen Ihres zukünftigen Trainings beispielsweise schwimmen etc., sollten Sie eine Schwimmergometrie etc. vornehmen lassen.

8.2 Dehnübungen

Wer sich körperlich betätigen will, sollte zunächst den Zustand seiner Muskeln kontrollieren lassen. Häufig haben sich bestimmte Muskelgruppen in langen Zeiten der Untätigkeit oder durch einseitige Belastung verkürzt, so dass ein „Kaltstart" schlimme Folgen haben kann. Auch tagtägliches Sitzen oder gebeugte Arbeitshaltung lassen so manchen Muskel verkümmern. Dehn- und Kräftigungsübungen schaffen Abhilfe. Forschungsergebnissen zufolge[1] sind rhythmisch-dynamische Dehnungstechniken starren Übungsformen im sportlichen wie im therapeutischen Bereich überlegen.

Eine Auswahl an Übungen finden Sie in den Abb. 8.1. Nehmen Sie das „Vorspiel" nicht auf die leichte Schulter. Selbst Spitzensportler dehnen ihre Muskeln, bevor sie körperliche Höchstleistungen angehen.

Hintere Hüftmuskulatur

Ausführung: Knie gegen die Unterschenkel drücken und Oberschenkel mit der Hand mit leicht federnden Bewegungen gegen die Schulter drücken.

Wirkung: Dynamische Dehnung der hinteren Hüftmuskulatur.

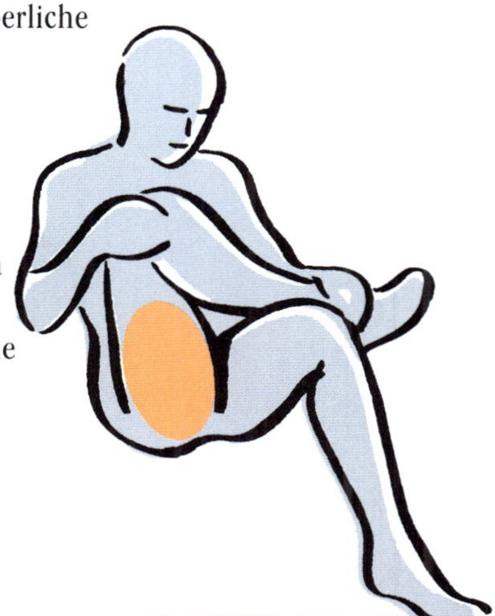

[1] Nach *Freiwald* et al.

Hintere Hüftmuskulatur

Ausführung: Gebeugtes Knie mit Gegenhand leicht federnd nach unten ziehen.

Ziel: Beide Schultern bleiben auf dem Boden.

Wirkung: Die Übung dehnt nicht nur die hintere Hüftmuskulatur, sie hat auch eine mobilisierende Wirkung auf die Lendenwirbelsäule und das Kreuz-Hüftbein-Gelenk (Iliosakral-Gelenk).

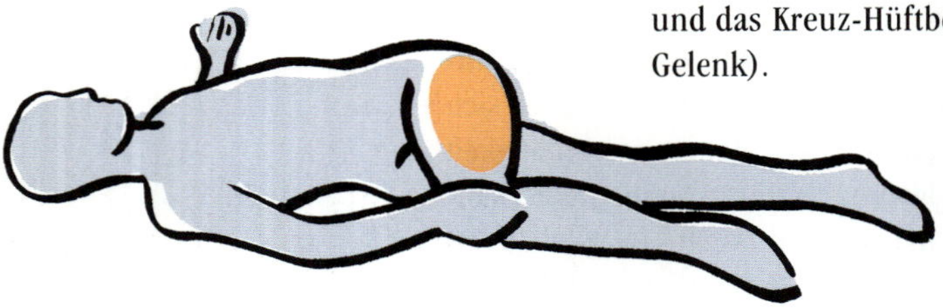

Vordere Hüftmuskulatur

Ausführung: Hüfte leicht federnd nach vorne abwärts drücken.

Ziel: Die Füße bleiben genau nach vorne und hin ten ausgerichtet. Ein Ausdrehen der Hüfte im Sinn einer Ausgleichsbewegung soll vermieden werden. Der Oberkörper kann auch weiter nach vorne geneigt werden.

Wirkung: Dehnung der vorderen Hüftmuskulatur.

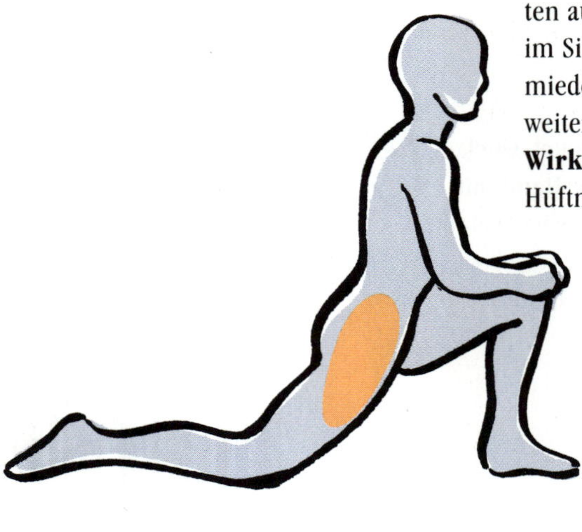

Hintere Oberschenkelmuskulatur

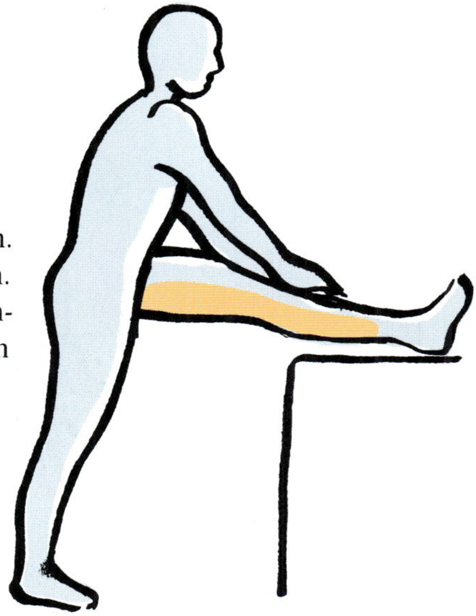

Ausführung: Ferse auf die Unterlage drücken; Gesäßhälften abwechselnd leicht federnd bei aufgezeigter Fußhaltung nach hinten schieben.

Ziel: Nicht zu stark nach vorne beugen.

Wirkung: Dehnung der hinteren Oberschenkelmuskulatur; bei gleichzeitigem Anziehen der Fußspitze wird die Wadenmuskulatur mit gedehnt.

Hintere Unterschenkelmuskulatur

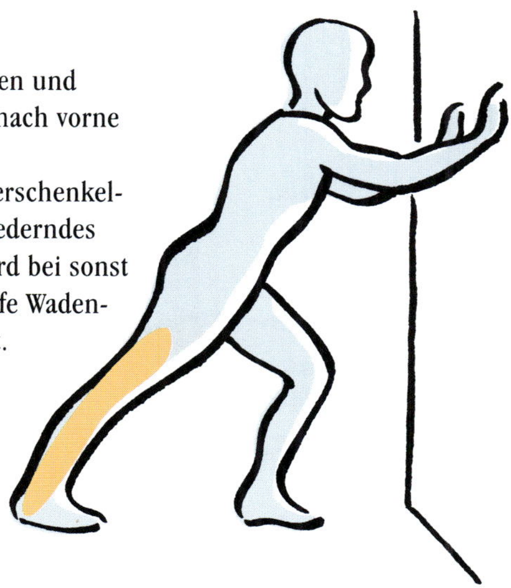

Ausführung: Ferse auf den Boden drücken und Oberkörper leicht federnd nach vorne neigen.

Wirkung: Dehnung der hinteren Unterschenkelmuskulatur; durch leicht federndes Beugen des Kniegelenks wird bei sonst gleicher Ausführung die tiefe Wadenmuskulatur gezielt gedehnt.

Bauchmuskulatur

Ausführung: Fersen nach unten drücken – entweder wie auf dem Bild gegen die Hände oder gegen einen Stuhl, wenn kein Partner zur Stelle ist–, Oberkörper anheben, Lendenwirbelsäule bleibt auf der Unterlage; zwischen Oberschenkel und Unterschenkel sollte ein 90 °-Winkel bestehen.

Ziel: Fangen Sie mit sechs bis acht Wiederholungen an und atmen Sie während der Belastung gleichmäßig.

Wirkung: Die Hüftbeugemuskulatur wird bei dieser Übung gezielt ausgeschaltet und die Bauchmuskulatur isoliert trainiert.

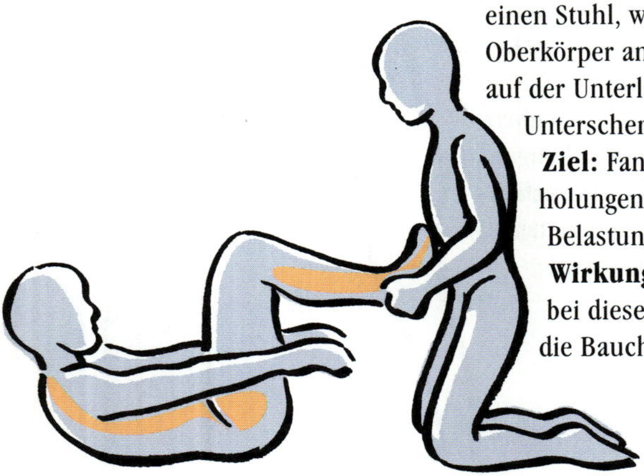

Rückenmuskulatur

Ausführung: Legen Sie sich flach mit dem Bauch auf den Boden und führen Sie Ihre Arme nach vorne; heben Sie die Arme nun ca. 4 Mal 10 Sekunden ganz leicht an – (wenn Sie können auch die Beine).

Ziel: Leichte Anspannung der gesamten Rücken- und hinteren Beinmuskulatur; der Kopf wird etwas über dem Boden angehoben.

Wirkung: Kräftigung der Rückenmuskulatur.

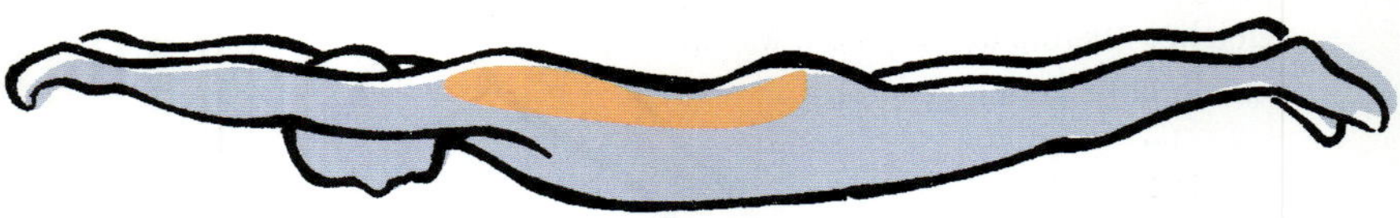

8.1 *Dehn- und Kräftigungsübungen in rhythmisch-dynamischer Form: Führen Sie die Bewegungen jeweils 10 bis 15 Mal leicht federnd aus.*

8.3 Musterspeiseplan für einen Tag Antioxidantien inklusive[2]

Sich gesund zu ernähren bedeutet nicht, Verzicht zu leisten. Dies stellt der folgende Musterspeiseplan für einen Tag eindrucksvoll unter Beweis. Er wurde auf der Grundlage der in Kapitel 5 dargestellten ernährungswissenschaftlichen Erkenntnisse zusammengestellt. Achtung: Damit Sie genügend Mikronährstoffe zu sich nehmen, muss gewährleistet sein, dass die Zutaten wirklich frisch auf Ihren Tisch kommen.

DER MUSTER-SPEISEPLAN

Frühstück

Orangensaft

Hafergrütze mit Weizenkeimen und Rosinen

Fettarmer Joghurt

Frische Erdbeeren

Mittagessen

Cranberry- oder Preiselbeersaft

Weizenvollkorn-Pita-Brot, gefüllt mit gedämpftem Brokkoli-Blumenkohl-Gemüse und fettarmem Mozzarella

Gekühlter Nudelsalat mit Kirschtomaten

Nachmittagsimbiss

Frische Kiwis

[2] Nach *Cooper*

Abendessen

Frischer Spinat-Tomaten-Salat mit Sonnenblumenkernen und würziger Vinaigrette ohne Öl

Gebratene Hähnchenbrust mit Paprikaschote

Gedünstete Möhren

Naturreis

Abendimbiss

Orangensaft

Hefeteigkringel (Babel) mit Butter

Die Zubereitung der Rezepte

Frühstück

Zutaten

375 ml Orangensaft

60 g Hafergrütze (Fertigmischung)

1 Esslöffel Rosinen

250 ml fettarmer Joghurt

375 ml frische Erdbeeren

Zubereitung

Orangen pressen.

Hafergrütze zubereiten.

Weizenkeime und Rosinen in die Hafergrütze einrühren, nach Geschmack Erdbeeren mit in die Grütze und in den Joghurt geben. Die Beeren immer trocken und luftdicht verschlossen im Kühlschrank aufbewahren und erst unmittelbar vor dem Verzehr klein schneiden.

Mittagessen

Zutaten

250 ml Cranberry- oder Preiselbeersaft

1 Weizenvollkorn-Pita-Brot
(oder anderes Weizenvollkorn-Fladenbrot)

250 ml Brokkoli-Blumenkohl-Mischgemüse, tiefgefroren

30 g fettarmer Mozzarella, gerieben

150 g Nudeln (Spiralen)

2 Esslöffel fettarme Mayonnaise

Gewürze (kein Salz!)

4 Kirschtomaten

Zubereitung

Brokkoli-Blumenkohl-Gemüse garen und nach Geschmack würzen.

Das Pita-Brot mit dem Gemüse füllen und mit geriebenem Mozzarella bestreuen.

Nudeln kochen, kalt abschrecken und auskühlen lassen.

Die Nudeln mit der Mayonnaise vermischen und mit Gewürzen abschmecken.

Unmittelbar vor dem Verzehr die Kirschtomaten ganz oder halbiert unter den Salat mischen.

Nachmittagsimbiss

Nehmen Sie zwei frische, reife Kiwis (am besten sind pralle und duftende Früchte, die bei leichtem Druck nachgeben), schneiden Sie die beiden Enden der Kiwis ab und schälen Sie die Früchte mit einem scharfen Messer oder einem Pendelschäler.

Abendessen

Zutaten

250 mg frische Spinatblätter, in mundgerechte Stückchen gezupft

1 frische Tomate

2 Esslöffel Vinaigrette ohne Öl

30 g Sonnenblumenkerne

Gewürze (kein Salz!)

Pflanzliches Antihaft-Bratspray

90 g Hähnchenbrust ohne Haut, in 2,5 cm breite Streifen geschnitten

½ grüne und ½ rote Paprikaschote, in 0,5 bis 1 cm breite Steifen geschnitten

1½ Esslöffel in feine Streifen geschnittene Zwiebel

Knoblauchpulver, gemahlener Ingwer, helle Sojasauce

125 ml Möhren, tiefgefroren

2 Teelöffel Butter

100 g Naturreis

3 Esslöffel frisch gehackte Petersilie

125 ml Honigmelone und 125 ml frische Netzmelone, geschält und gewürfelt

Zubereitung „Spinat-Tomaten-Salat“

Spinatblätter bis zum Anrichten luftdicht verschlossen im Kühlschrank aufbewahren.

Spinatblätter und Tomatenscheiben vermengen und die Vinaigrette darüber geben.

Den Salat mit Sonnenblumenkernen und Gewürzen bestreuen.

Zubereitung „Hähnchenbrust mit Zwiebeln und Paprikaschoten“

Eine Pfanne mit Antihaft-Spray aussprühen und die Hähnchenbruststreifen bei Mittelhitze braten, bis sie leicht Farbe angenommen haben.

Paprikaschoten, Zwiebeln, Knoblauch und Ingwer hinzufügen und unter ständigem Rühren braten, bis das Gemüse gerade weich ist. Dann einen Spritzer helle Sojasauce zugeben, zudecken und noch 3 bis 5 Minuten bei kleiner Hitze garen.

Zubereitung „Gedünstete Möhren“

Die Möhren garen und 2 Teelöffel Butter untermischen.

Zubereitung „Naturreis mit Petersilie“

Den Reis wie gewohnt zubereiten und unmittelbar vor dem Servieren die gehackte Petersilie (zum Schutz vor Oxidation luftdicht im Kühlschrank aufbewahrt) untermischen.

Zubereitung „Gekühlter Obstsalat“

Die Zutaten in Würfel schneiden und luftdicht verschlossen im Kühlschrank aufbewahren.

Honigmelone und Netzmelone schälen, grob würfeln, in eine große Schüssel geben und miteinander vermengen.

Abendimbiss

Zutaten

½ Hefeteigkringel

1 Esslöffel Butter

375 ml Orangensaft, frisch gepresst oder aus Tiefkühlkonzentrat

8.4 Wenn Firmen einmal anders feiern

Feiern mit reichlich Alkohol, um bei Laune zu bleiben, kann fast jeder. Dass Spaß aber auch ohne Katzenjammer am kommenden Morgen zu haben ist – diese Erkenntnis ist zwar nicht neu, macht Menschen aber mehr und mehr erfinderisch. Beispiel: Unternehmen Dreckshage, Bielefeld. Die Einsicht, dass vitale Mitarbeiter Garanten für ein vitales und damit leistungsfähiges Unternehmen sind, war bereits da, als die Zulieferfirma für den Maschinenbau ihr „etwas anderes" Firmenfest plante. Gemeinsam mit Saluto kreierte die Unternehmensleitung einen Fitnessparcour für die Angestellten. Die Mitarbeiter der Firma sollten ihre Grenzen kennen lernen, ein Bewusstsein der Verantwortung für ihre eigene Gesundheit entwickeln und die Vorzüge der körperlichen (und damit auch geistigen) Beweglichkeit erfahren. Das Ergebnis war ein gelungenes Fest, das Führung und Mitarbeiter von Dreckshage gleichermaßen beeindruckte. Folgender Brief, den wir in Auszügen drucken, erreichte Saluto zwei Wochen nach der „bewegenden" Feier.

> *„Profitables Wachstum ist der beste und sicherste Weg zum Unternehmenserfolg und somit zur Sicherung der Wettbewerbsfähigkeit des Unternehmens. Dazu ist mentale und vitale Stärke wichtig und notwendig, für das Management als auch für alle im Unternehmen Tätigen. Fitness ist das dynamische und harmonische Gleichgewicht aller Elemente und Kräfte, die einen Menschen ausmachen und ihn umgeben. Wenn viele Menschen in einem Unternehmen über körperliche und mentale Fitness verfügen, wird es zum vitalen Unternehmen.*
>
> *Jeder Mensch und jedes Unternehmen hat Potentiale. Potentiale sind Fähigkeiten, die aus unserer Einzigartigkeit entstehen, Fähigkeiten, bestimmte Dinge besser zu tun als andere, Fähigkeiten, die wir einsetzen, um unseren Kunden nützlich zu sein. Daraus leitet sich ab, dass Per-*

sönlichkeitsentfaltung kein Gegensatz zur Produktivitätssteigerung ist, sondern vielmehr ihre Voraussetzung. Ein Unternehmen, das es schafft, die einzigartigen Fähigkeiten der Menschen des Unternehmens in ihrer Entfaltung zu fördern und einzusetzen, sichert sich damit den Erfolg der Zukunft.

In einer Zeit, wo die materialistischen Grundbedürfnisse der meisten Menschen ausreichend befriedigt sind, gewinnt das Wohlbefinden eine immer größere Bedeutung. Auch die vielfach bewegungsarmen Tätigkeiten in unserem Unternehmen und die daraus resultierenden Auswirkungen haben die Geschäftsleitung initiiert, das Motto ‚Wohlfühlen durch Bewegungen' mit Inhalt zu füllen.

Was lag also näher, zusammen mit der Saluto Gesellschaft für Sport und Gesundheit mbH ein entsprechendes Programm für das ‚Teichfest' zu entwickeln...

Bewegung muss Spaß machen, soll Freude bereiten und zu körperlicher Fitness führen. Dazu ist es jedoch erforderlich, dass jeder Mensch zunächst einmal weiß, wo er hinsichtlich seiner körperlichen Fitness steht. Es wurde daraufhin ein Bewegungsparcours entwickelt, der jedem die Möglichkeit bot, spielerisch einen kleinen Überblick über seine Leistungsfähigkeit zu erhalten.

Der Deckshage-Führungsphilosophie liegt zugrunde, Mitarbeitern immer mehr Verantwortung zu übertragen und ihnen Raum für die eigene Kreativität zu geben. Aufgabe der Geschäftsleitung ist es, Rahmenbedingungen für Verantwortung, Kreativität und Leistung zu schaffen. Daraus resultierte für die Geschäftsleitung, dass es nicht Ziel sein konnte, den Mitarbeitern durch Sachgeschenke (z. B. Fitnessgeräte) oder Gutscheine für den Besuch eines Fitness-Studios die Möglichkeit zur Bewegung vorzugeben. Vielmehr verstand die Geschäftsleitung ihre Aufgabe darin, anzuregen, zu motivieren und die Grundlage für die individuelle Bewegung zu schaffen. Daher sollten alle Mitarbeiter einen Gutschein für eine Belastungsanalyse bekommen, aus deren Ergebnissen sich ein individuelles

Bewegungsprogramm erstellen lässt. Die Umsetzung liegt in der Verantwortung eines jedes einzelnen Menschen...

Das Ergebnis: Sowohl das Wetter als auch alle Mitarbeiter haben hervorragend mitgespielt. Die Stimmung bei den Mitarbeitern war prima, die Stimmen nach dem Fest gingen von hervorragend, einfach spitze, einzigartig, super bis zu ,das war das beste Fest bei Dreckshage, was wir jemals hatten'.

Werner Schäper
Bielefeld, 17. August 1999“

Tabellen

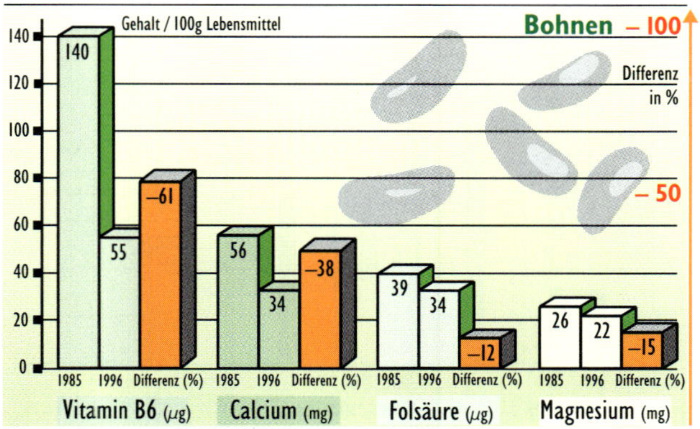

8.2a

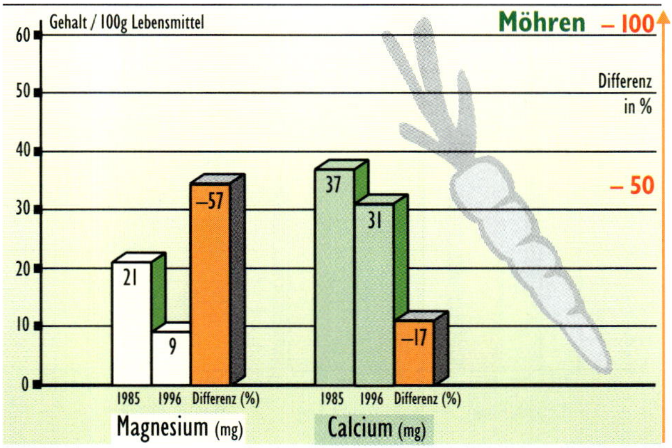

8.2b

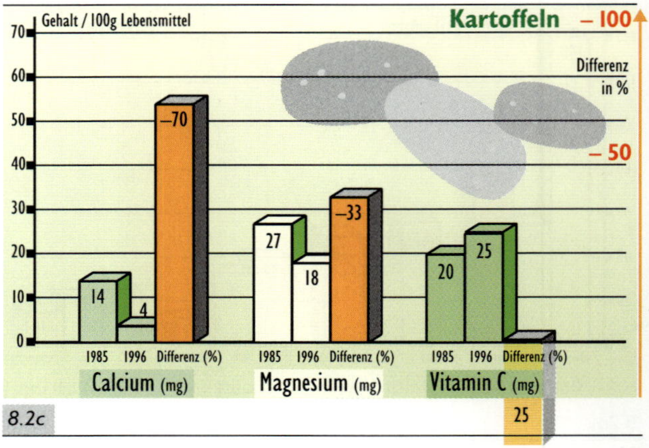

8.2c

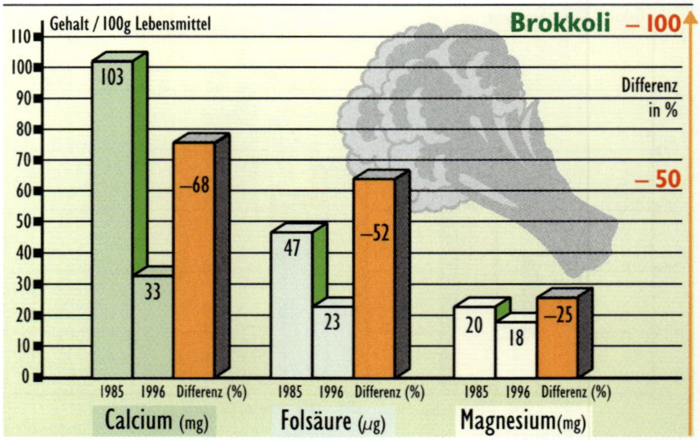

8.2 a-d *Vitamin- und Mineralstoffgehalt verschiedener Lebensmittel im Vergleich von 1985 zu 1996*

Mineralien/ Spuren-elemente	tägliche Dosierung	orthomolekulare Dosierung min.	max.	Vorkommen in der Nahrung	Funktion und Anwendungsgebiete
Eisen	10 mg (männl.) 15 mg (weibl.)	15 mg	35 mg	vor allem in Fleisch vorhanden	Müdigkeit, erniedrigte Hämoglobinwerte, verringerte Anzahl roter Blutkörperchen
Mangan	3 - 4 mg	2 mg	6 mg	Getreideprodukte, grünes Gemüse, Nüsse, relativ wenig in Fleisch, Fisch und Milch	aktiviert Enzyme, Beteiligung am Kohlenhydrat- und Fettstoffwechsel
Kupfer	2 - 5 mg	2 mg	5 mg	Leber, Nüsse, Hülsenfrüchte, Vollkornprodukte	wichtig für die Eisenresorption und Hämoglobinsynthese
Calcium	800 - 1200 mg	empfohlene zusätzliche Zufuhr bis zu 500 mg		Milch, Milchprodukte, Gemüse	aktiviert Enzyme, wichtig für neuromuskuläre Erregbarkeit, Durchlässigkeit von Zellmembranen, Bildung der Knochenstruktur
Chrom		30 µg	200 µg	Leber, Bierhefe, Weizenkeime, Nüsse	stimuliert die Enzyme des Fettsäureaufbaus und des Kohlenhydratstoffwechsels
Molybdän		60 µg	500 µg	Getreide, Gemüse, Innereien, Hülsenfrüchte	aktiviert Enzyme im Kohlenhydrat-, Fett- und Eisenstoffwechsel
Jod	0,15 - 0,20 mg	150 µg	300 µg	Seefisch, Eier, Milch und Milchprodukte, Speisesalz, Schalentiere	für die Funktion der Schilddrüse wichtig, somit an der Regulation des Stoffwechsels beteiligt
Fluor	1,0 mg	0,75 mg	4 mg	Meeresfisch, Trinkwasser, Fleisch, Eier, Obst, Gemüse	Enzymhemmung

Vitaminoide	tägliche Dosierung	orthomolekulare Dosierung min.	max.	Vorkommen in der Nahrung	Funktion und Anwendungsgebiete
Beta-Carotin		15 mg		in frischen Früchten und Gemüse, in gelben u. orangefarbenen Früchten, grünem Blattgemüse und Karotten	bekämpft Freie Radikale, die bei intensiven Belastungen entstehen
Carnitin	10 - 70 mg	500 mg	1000 mg	Fleisch, Eier, auch in pflanzlicher Kost, Pflanzenöle (besonders Keimöle)	aktiv beim Energiestoffwechsel, soll Enzymaktivitäten optimieren
Alpha-Liponsäure				kommt in geringen Mengen in den meisten Nahrungsmitteln vor, besonders in Fleisch, Herz und Leber	Wirkung und Funktion sind bisher noch unzureichend untersucht

Vitamine Chemische Bezeichnung	tägliche Dosierung	orthomolekulare Dosierung min.	max.	Vorkommen in der Nahrung	Funktion und Anwendungsgebiete
Vitamin B_1 Thiamin (Aneurin)	1,5 mg	50 mg		Getreide, Getreideprodukte, Hefe, Fleisch und Gemüse	zentrale Bedeutung für den Kohlenhydratstoffwechsel und damit für die Energiegewinnung
Vitamin B_2 Riboflavin	2,0 mg	1 - 3 mg	50 - 200 mg	Milch, Getreide, Hefe, Fleisch	Bestandteil von Enzymketten der Atmungskette
Vitamin B_3 Nicotinamid, Nicotinsäure	Mindestbedarf schwer ermittelbar	18 mg	750 mg	Fleisch, Milch, Vollkornprodukte	Bestandteil von Enzymstrukturen (NAD; NADP)
Vitamin B_6 Pyridoxin	2,0 mg	1,8 - 2,0 mg		Fleisch, Fisch, Innereien, Milch, Getreide	zentrale Rolle im Stoffwechsel der Aminosäuren, beeinflusst den Gehirn- und Nervenstoffwechsel
Vitamin B_{12}	1 - 3 μg	1,5 μg		Fleisch, Leber, Nieren, Milch, Fisch	beteiligt an der Bildung der roten Blutkörperchen
Vitamin B_5 Panthotensäure	3 - 14 mg	10 - 30 mg	100 mg	in fast allen Nahrungsmitteln, besonders in Milch, Innereien, Getreide	positiver Effekt auf Haut und Schleimhäute, bei Mangel verstärkte Infektanfälligkeit
Vitamin H Biotin	3 - 10 μg	100 μg	500 μg	in fast allen Nahrungsmitteln, Milch, Leber, Weizen	Bestandteil von Enzymsystemen
Vitamin A	750 - 5000 I.E. 0,8 - 1,0 mg	0,6 - 2,4 mg 2000 I.E. - 8000 I.E.		ausschließlich in tierischem Gewebe, besonders in Leber, Milch und Eiern	als Antioxidans sehr wichtig, allerdings nur in Form der Vorstufe Beta-Carotin höher dosiert zuführen
Vitamin E Tocopherol	12 - 20 mg	100-200mg	500 mg	in allen Pflanzen- und Fischölen, auch in Nüssen, Eiern und Innereien	wichtig als Antioxidans, beschleunigt die Regeneration und stabilisiert das Immunsystem
Vitamin D	1 μg	2,5 - 15 μg		Fisch, Leber, Butter, Milch, Eier	beteiligt an der Calciumresorption und am Knochenaufbau

8.3 *Mineralstoffe, Vitamine, Vitaminoide – Vorkommen, Funktion und Bedarf (verglichen wird der Bedarf nach den Vorgaben der Deutschen Gesellschaft für Ernährung DGE mit den Empfehlungen laut Orthomolekularer Medizin).**

* Nach *Glagau/Ohlenschläger*

orthomolekulare Substanzen	tägliche Dosierung
Vitamine	
Vitamin C	500 - 1000 mg
Vitamin E	200 mg
Vitamin A	2000 - 5000 I.E.
Vitamin B_1	7,5 - 40 mg
Vitamin B_2	7,5 - 40 mg
Vitamin B_3 (Nicotinamid)	50 - 300mg
Vitamin B_5 (Pantothens.)	10 - 30 mg
Vitamin B_6 (Pyridoxin)	7,5 - 40 mg
Vitamin B_9 (Folsäure)	0,4 - 1 mg
Vitamin B_{12}	5 - 12 μg
Biotin (Vitamin H)	100 - 500 μg
Vitamin D	3 - 15 μg
Vitamin K	30 - 120 μg
Vitaminoide	
Beta-Carotin	10 - 20 mg
Carnitin	200 - 600 mg
Q10	15 mg
Mineralien	
Magnesium*	300 - 350 mg
Calcium	30 - 500 mg
Spurenelemente	
Selen	100 - 200 μg
Eisen	8 - 30 mg
Zink	10 - 20 mg
Mangan	2 - 5 mg
Kupfer	0,5 - 4 mg
Chrom	30 - 150 μg
Molybdän	60 - 300 μg
Jod	150 μg
Fettsäuren	
Omega-3-Fettsäuren	1 g

* Magnesium wird bei Hochleistungssportlern (je nach Beanspruchungsgrad) in Form von Kapseln von 500 bis zu 700 mg zugeführt.

8.4 *Dosierungsvorschläge für orthomolekulare Substanzen bei extrem belasteten Menschen**

* Teilweise modifiziert aus *Glagau/Oblenschläger*

Name:

Datum	**Uhrzeit**	**Menge (l)**	**Getränk**	**Ort**

8.5 *Kopiervorlage für Ihr tägliches Trinkverhalten*

Wichtige Fachausdrücke

Adenosintriphosphat: Lieferant und Speicher der Zellenergie. ATP wird für energiebedürftige Prozesse in der Zelle verbraucht und anschließend wieder aufgebaut.

aerob/anaerob: mit Sauerstoff/ohne Sauerstoff.

Alpha-Liponsäure: Coenzym mit Katalysatorfunktion; Vitaminoid.

Aminosäuren: Eiweißbausteine, Bestandteile von Enzymen; Antioxidantien mit Schlüsselrollen bei der Abwehr von Schadstoffen.

Antibiotika: Medikamente, die hauptsächlich das Wachstum von Bakterien hemmen.

Antioxidantien: Stoffe, darunter Vitamine, Mineralstoffe, Spurenelemente, die Freie Radikale unschädlich machen.

Bakterien: vorwiegend einzellige Organismen, darunter viele Krankheitserreger. Sie befallen Menschen, Tiere, Pflanzen und andere Mikroorganismen.

Ballaststoffe: unverdauliche Nahrungsbestandteile (Sattmacher!), welche die Darmtätigkeit anregen.

Carnitin: Eiweißbestandteil; an der Energiegewinnung der Körperzellen beteiligt. Die Nutzung und Bereitstellung von Fettsäuren wird durch Carnitin gefördert. Sportler zum Beispiel haben einen erhöhten Bedarf.

Cortisol: Hormon, wird vermehrt bei Stress ausgeschüttet.

Eiweiße: Bestandteile der Nahrung; versorgen die Zellen mit lebensnotwendigen Aminosäuren; wichtig für fast alle Körperfunktionen.

Enzyme: ermöglichen oder beschleunigen Stoffwechselvorgänge.

Ergometrie: stufenförmig ansteigender Belastungstest auf dem Fahrrad, Laufband oder beim Schwimmen. Ermittelt wird die Leistungsfähigkeit zu Diagnosezwecken.

Fette: Nahrungsbestandteile und Energielieferanten. Fette sind ein wichtiger Bestandteil der Zellmembranen und Träger fettlöslicher Vitamine.

Fettsäuren: Bestandteile der Fette; Einteilung: gesättigte Fettsäuren (vor allem in Butter oder Schmalz), einfach ungesättigte Fettsäuren (vor allem in Olivenöl), mehrfach ungesättigte Fettsäuren (vor allem in Mais- oder Sojaöl). Die mehrfach ungesättigten Fettsäuren (Omega-3- und Omega-6-Fettsäuren) werden auch als essentielle (für den Körper unbedingt notwendige) Fettsäuren bezeichnet.

Freie Radikale: sehr reaktionsfreudige, kurzlebige Sauerstoffmoleküle, die körpereigene Fette, Eiweiße, Zellstrukturen und die Erbsubstanz schädigen können.

Gingivitis: Entzündung des Zahnfleisches; Vorläufer der Parodontitis.

Glykogen: Die Substanz dient als Energiespeicher, der bei kurzen Anstrengungen oder bei Hunger mobilisiert wird. Kohlenhydrate werden in Form von Glykogen gespeichert.

Hypertonie: Bluthochdruck (im Gegensatz zur Hypotonie = zu niedriger Blutdruck).

Immunsystem: körpereigenes Abwehrsystem; Sammelbezeichnung für Zellen, Strukturen und köpereigene Stoffe, die dem Organismus helfen, sich gegen Krankheitserreger wie Viren und Bakterien zu wehren.

Immunsuppression: Unterdrückung oder Abschwächung der Abwehrreaktion.

kardiovaskulär: das Herz-Kreislauf-System betreffend; von Herz (= „kardio") und Gefäße (= „vaskulär").

Kohlenhydrate: Grundbausteine der Nahrung, energiereiche chemische Verbindung aus Kohlenstoff, Sauerstoff und Wasserstoff. Im Körper werden sie in Form von Glykogen (Aneinanderreihung vieler Glukosemoleküle) gespeichert.

Lipide: Oberbegriff für Fette, Wachse, Öle und fettähnliche Substanzen.

Mikronährstoffe: Vitamine, Vitaminoide, Mineralstoffe/Spurenelemente, sekundäre Pflanzenstoffe und essentielle Fettsäuren sowie Aminosäuren.

Mineralstoffe: für den Menschen nützliche und zur Erhaltung der Gesundheit lebenswichtige anorganische Stoffe wie Natrium, Kalium, Calcium, Magnesium etc.

Parodontitis: Entzündung des Zahnhalteapparates; im Volksmund auch als Parodontose bezeichnet. Aufgrund schlechter Mundhygiene und einem geschwächten Immunsystem schreitet die Gingivitis in tiefere Schichten des Zahnhalteapparates fort und entwickelt sich so zu einer Paradontitis. Der Entzündungsprozess führt zu Zahnfleischtaschen, in die Bakterien eindringen und beginnen, den Kieferknochen zu zerstören. Es droht Zahnverlust.

Plaque: Anhäufung von Bakterien auf dem Zahn, durchsetzt mit Speiseresten und Mineralien aus dem Speichel.

Spurenelemente: chemische Elemente, die im Körper des Menschen in nur geringen Mengen vorkommen, aber lebenswichtig sind. Dazu zählen Jod, Kupfer, Mangan, Zink etc.

Stresshormone: Botenstoffe, die vermehrt bei Stress ausgeschüttet werden. Das Verhältnis bestimmter Hormone gibt Aufschluss über die Verfassung des vegetativen Nervensystems. So kann zum Beispiel die psychische Situation eines Menschen mit Hilfe von Stresshormonbestimmungen im Urin „berechnet" werden (speziell nach einem von Prof. Dr. med. E. Zimmermann entwickelten Verfahren).

Supplementierung: ergänzende Zufuhr (von Mikronährstoffen etc.).

Viren: winzige Krankheitserreger ohne Zellkörper, die unter anderem Erkältungskrankheiten hervorrufen.

Vitalstoffe: Substanzen, die für das Leben notwendig sind. Unter die Vitalstoffe fallen Vitamine und Mineralstoffe/Spurenelemente.

Vitamine: lebensnotwendige, organische Wirkstoffe, die für zahlreiche Stoffwechselvorgänge bedeutsam sind. Sie müssen über die Nahrung zugeführt werden, da sie – von wenigen Ausnahmen abgesehen – vom menschlichen Organismus nicht selbst hergestellt werden können.

Vitaminoide: lebenswichtige Substanzen mit vitaminähnlichen Eigenschaften, darunter Beta-Carotin, Carnitin, Ubichinon (Coenzym Q10), Alpha-Liponsäure, Cholin, Orotsäure.

Literaturhinweise

Berner, H. G.: An vollen Töpfen verhungern; medi-Verlagsgesellschaft für Wissenschaft und Medizin, 1997

Bös, K.: Handbuch für Walking; Meyer und Meyer, 1994

Cooper, K.: Die neuen Gesundheitsmacher – Antioxidantien; BLV, 1994

Deinzer, R.; Schüller, N.: Increase in gingivitis under academic stress; ICP, 5/1998

Dietl, H.; Gesche, M.: Herzaktive Nährstoffe – neue therapeutische Ansätze bei kardiovaskulären Erkrankungen durch Einsatz von Mikronährstoffen; Spitta-Verlag, 1996

Ehmke, B.; Flemmig, Th. F.: Marginale Parodontitis – ein Risikofaktor für systemische Erkrankungen; dgp-news, 1. Halbjahr 1997

Freiwald, J.; Engehardt, M.; Konrad, P.; Gnewuch , A.: Dehnen – neue Forschungsergebnisse und deren praktische Umsetzung; Manuelle Medizin 37, Springer Verlag, 1999

Furmanek, M: Obst und Gemüse nur noch schöner Schein; Beilage zur Hörzu, 2/1997

Gabriel, H.: Sport und Immunsystem – Modulationen und Adaptationen der Immunität durch Belastung und Training; Deutsche Zeitschrift für Sportmedizin, Jahrgang 50, Nr. 4/1999

Glagau, K.; Ohlenschläger, G.: Vitalstoffe – Bausteine der Gesundheit; Haug-Verlag, 1994

Hollmann, W.; Rost, R.; Dufaux, B.; Liesen, H.: Prävention und Rehabilitation von Herz-Kreislauf-Krankheiten durch körperliches Training; Hippokrates Verlag, 1996

Konopka, P.: Ernährung für Training und Wettkampf; Studienbrief Nr. 10 der Trainerakademie Köln, Deutscher Sportbund, 1990

Künzel U. et al.: Clinical experiences with a standardized commercial fish oil product containing 33 % omega-3-fatty acid; Confer. health effects of fish and fish oils, St. Hons, Canada 1988

Kuklinski, B.; van Lunterern, J.: Neue Chancen zur natürlichen Vorbeugung und Behandlung von umweltbedingten Krankheiten; LebensBaum Verlag, 1996

Liesen, H.; Baum, M.: Sport und Immunsystem; Hippokrates Verlag, 1997

Linde, F.: Running an upper respiratory tract infections; Scandinavian Journal Sports Science, 9/1987

Neumann, G.: TW Sport und Medizin, 2/1997

Nieman, D. C.; Nehlsen-Cannarella, S. L.; Markoff, P. A.; Lee, J. W.; Azrabatzis, K.: The effects of moderate exercise training on natural killer cells and acute upper respiratory tract infections; International Journal Sports Medicine, 11/1990

Ohlenschläger, G.; Guzek, G.: Schach dem Herzinfarkt – wie Nährstoffe schützen; Medi-Verlag, 1997

Pauling, L.: Das Vitamin Programm – topfit bis ins hohe Alter; Goldmann-Verlag, 1990

Rath, M.: Warum kennen Tiere keinen Herzinfarkt – aber wir Menschen; MR-Verlag, 1998

Schmith, G.; Israel, S.: Herzschlagfrequenz beim gesundheitsstabilisierenden Ausdauertraining; Medizin und Sport, 1983

Spring, H.; Urs, I.; Kunz, H. R.; Röthlin, K.; Schneider, W.; Trischler, T.: Dehn- und Kräftigungsgymnastik; Thieme Verlag, 1992

Otten, J.-E.; Drews, M.; Pelz, K.; Lauer, G.: Odontogene Infektionen – ein systemisches Risiko? Deutsche zahnärztliche Zeit., 53/1998

Wagner G.; Peil, M.; Schupp, G.: Trink Dich fit – Handbuch für das richtige Trinken im Sport; Pala-Verlag, 1993

Wiesemann, A.: Ganzheitliche Wege zur Gesundheit; 1991

Zintl, F.: Ausdauertraining – Grundlagen, Methoden, Trainingssteuerung; BLV, 1996

Abbildungen

Saluto bringt Gesundheit in Bewegung

Was ist Saluto?

- Saluto, die „Gesellschaft für Sport und Gesundheit“ in Halle/Westfalen, ist der größte medizinische Dienstleister im Bereich Fitness in Nordrhein-Westfalen in Zusammenarbeit mit dem Herzzentrum NRW in Bad Oeynhausen (Prof. Körfer / Dr. Körtke) und dem Arbeitsbereich Sportmedizin der Universität Bielefeld.
- Der Name ist Programm: Salutogenese bedeutet „Ursprung von Gesundheit“.
- Das Unternehmen unterstützt Wissenschaft, Wirtschaft, aber auch den Einzelnen. Forschungsprojekte, Firmenjubiläen, Seminare, Vorträge in Chefetagen und allen voran das hauseigene „Bewegungsstudio“ dienen dazu, die neuesten Erkenntnisse über Gesundheit und Bewegung einer breiten Öffentlichkeit zugänglich zu machen. Das im vorliegenden Buch präsentierte Trainingsprogramm ist das Ergebnis zahlreicher Untersuchungen und repräsentiert die Unternehmensphilosophie: „Sich mäßig – das heißt der persönlichen Leistungsfähigkeit entsprechend –, aber regelmäßig zu trimmen, bringt den optimalen Erfolg für Gesundheit und Wohlbefinden – und zwar lebenslang.“
- Saluto ist der Arbeitsplatz von Dr. Elmar Wienecke. Der Autor dieses Buches und Dr. rer. nat. Christian Schürmann sind die geschäftsführenden Gesellschafter der „Gesellschaft für Sport und Gesundheit“. Sie sind zugleich die Begründer des Unternehmens, das 1994 aus dem Arbeitsbereich Sportmedizin der Universität Bielefeld hervorgegangen ist.

DER STANDORT:

Die Räume von Saluto befinden sich in Sichtweite des Gerry-Weber-Stadions in Halle/Westfalen. Hier gibt sich bei der „Gerry Weber Open“ die Tennisprominenz die Klinke in die Hand.

Wofür steht Saluto?

- Nähe zum Sport: Elmar Wienecke ist nicht nur Diplomsportlehrer und promovierter Sportwissenschaftler, er ist Fußball-Bundesliga-Lizenzinhaber mit Trainererfahrung in der 2. Bundesliga und in der Amateuroberliga (heute Regionalliga). Seit 1992 betreut er zahlreiche Topathleten. Sein Kompagnon Christian Schürmann hat Sport und Biologie studiert. Der „Doktor der Naturwissenschaften“ wurde mit dem Dissertationspreis der Westfälisch-Lippischen Universitätsgesellschaft ausgezeichnet. Als Dozent war er an der Universität Bielefeld von 1993 bis 1999 Fachleiter im Bereich Schwimmen und hauptverantwortlich für die Sportlehrerausbildung.

- Schwerpunkt Gesundheit: Zwar gibt es bei Saluto fast all jene Geräte, die den Besuchern eines normalen Fitnessstudios vertraut sein dürften, vorrangiges Ziel im „Fitnesspark“ von Saluto ist jedoch nicht das „Stählen des Körpers“, sondern die Gesundheit des Einzelnen steht im Mittelpunkt. So geht das Angebot weit über das eines herkömmlichen Studios hinaus: Wer will, der kann bei Saluto seine Belastbarkeit, die Befindlichkeit des Immunsystems, den Vitaminhaushalt, den Zustand seiner Muskeln und vieles mehr testen lassen. Zudem arbeitet Saluto mit Paradontologen zusammen, die den Besuchern, wenn gewünscht, auf den „Zahn fühlen“.
- Know-how: In den vergangenen Jahren haben Saluto und der Arbeitsbereich Sportmedizin der Universität Bielefeld 5650 Menschen aus unterschiedlichen Berufen untersucht. Unter anderem entstanden wissenschaftlich begleitende Studien zum Thema „Vitamine und Spurenelemente“ für die Bertelsmann-Stiftung (Gütersloh) und die größte Immunstudie Deutschlands zum Thema „Der Einfluss körperlicher Bewegung und die Gabe von Vitaminen und Spurenelementen auf das Immunsystem“ mit Unterstützung von Alcina Cosmetics (Bielefeld).

DAS ANGEBOT:
individuelle Belastungsanalyse, Cardiotraining, Aerobic, Gewichtsreduzierung oder Spinning, sportartspezifische Leistungsdiagnostik, Erfassung muskulärer Defizite, Gleichgewichtsschulung, Stresshormonprofile, Bestimmung des Vitaminhaushaltes, Standortbestimmung des Immunsystems, Ernährungsprotokolle, Entspannung ohne zu schwitzen...

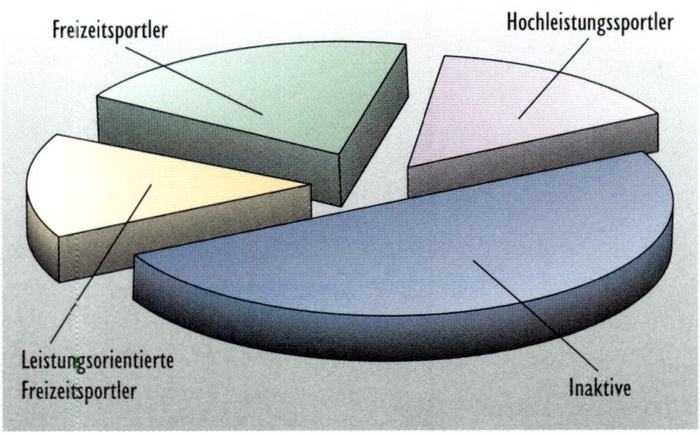

8.6 **5650 von Saluto untersuchte Personen im Zeitraum von 1994 bis 1999**

50 % Inaktive, *darunter die Hälfte der Personen mit Vorerkrankungen wie Krebs, Herzinfarkt, Bluthochdruck, Diabetes mellitus.*

20 % Freizeitsportler*, die bis zur Untersuchung einmal wöchentlich trainiert hatten.*

15 % Leistungsorientierte Freizeitsportler*, die bis zur Untersuchung vier- bis fünfmal wöchentlich trainiert hatten.*

15 % Hochleistungssportler *aus den Bereichen Fuß- und Handball, Tennis, Badminton, Squash, Leichtathletik, Kampfsportarten, Schwimmen, Radfahren, Golf...*

Die Erfahrung des Eishockeyspielers Roland Seckler

Wenn der Körper die Notbremse zieht

Frankfurter Allgemeine Zeitung

Kaum jemand setzt seine Leistungsfähigkeit richtig ein

Millionen Hobbysportler gefährden ihre Gesundheit

Neue Westfälische

Mediziner und Sportwissenschaftler informieren über Fitness und Gesundheit

Sport wie eine Tablette verschreiben

Neue Westfälische